チームアプローチのための
老年期精神医学

翠会 和光病院 院長 **斎藤正彦** 著

株式会社 新興医学出版社

【この本のねらい】

　医師や看護師以外のさまざまな専門職がチームとして関わることは，現代の臨床医療の一つの大きな特徴です。老年期の医療・介護についていえば，その特徴はさらに際だっています。医師，看護師，臨床心理士，作業療法士，理学療法士，言語療法士，レクリエーションワーカー，精神社会福祉士，社会福祉士，ケアマネージャー，介護士等々，いわゆるコメディカルの専門職に加え，行政職員や，弁護士，司法書士，家裁の判事，公証人といった法律の専門家，あるいは，民生委員，ボランティア等，一般の市民にも関係があります。あげていけばきりがないくらいさまざまな専門職，市民がこの問題に関わっています。

　さて，高齢者の医療，介護を考える時，精神医学的な視点を欠くことはできません。認知症のような病的な老化現象，身体の障害や家族の問題が引き金になったうつ状態，高齢になって発症した妄想症，あるいは幻覚症等々，高齢期にはさまざまな精神医学的問題が起こりますし，正常な加齢現象を理解するためにも精神医学的視点は非常に重要です。

　というわけで，この本は，高齢者に関わる精神医学的な問題を，精神医学の専門家以外の方々に理解していただくために書いた手引きです。目標は，そうした方々に，老年期にある一人の人間を理解するために必要な精神医学的な素養を身につけていただくことです。それによって，医療や介護チームの一員として，隣人を支える市民として，

あるいは家族介護者として，目の前にいる高齢者の精神の有り様を理解し，精神医療の専門家の話を理解し，それぞれの立場で高齢者を支えるために必要な知識を身につけていただくことができるでしょう。この本を執筆するに当たり，可能な限り，専門的な基礎知識が無くても理解できるような記述に努めました。一般的な参考文献を読んだり，専門家と話をする時のために必要最小限の専門用語は，定義をしながら使うようにしてあります。幅広い読者を想定して，経験や基礎知識がある方には，より深い理解の手助けになるように，基礎知識の少ない方には，暗記するのではなく，自分で考えるための方法を身につけるような内容を心がけました。総じて，読みものとして通読可能な文章を心がけましたが，結果についてはいささか心許ないところです。参考図書には，私が読んだことのある本の中から役に立ちそうな本をあげてあります。私が見落としているいい本もたくさんあるはずですから，ご自分で見つけた参考図書，あるいはご自分の回りで評判の良い本は大事にしてください。

　また，この本では，精神機能に何らかの異常をきたした高齢者を『患者さん』と呼んでいます。読者の職種によっては『クライエント』であったり，『利用者』であったり，呼び方はさまざまであろうと思います。あるいは，疾患や障害があってもひとりの人間として尊重するのだからあえて特別な呼び方をしないという立場もあろうと思います。私があえて『患者さん』と呼ぶのは私が医者だからです。私は医師として，患者さんをひとりの人間として尊重しますが，同時に，私が報酬を受けて提供できるサービスは，医師としての知識と技術にすぎず，人としての相手の存在を左右するような大それたことを考えるのは思

い上がりだという慎みを忘れないようにしようと考えています。『患者さん』という呼び方は，そういうわけで私のアイデンティティであると同時に自戒でもあります。

　最後にお断りしておかなければなりません。ここまで読んでお気づきのとおり，本書は，精神医学の専門書を簡単に整理し直した本ではありません。したがって，専門的な資格試験などの準備をするためにはあまり役に立ちません。本書が目指したのは，あくまでも，臨床の役に立てていただく，ご自分で考える手がかりを持っていただくための知識の提供です。この本の主旨と特徴を理解していただき，日々の臨床や生活に役立てていただければ望外の幸せです。

平成 19 年 8 月吉日

斎藤　正彦

目　次

第1章　精神活動とは，精神医学とは ……………………………1
　A. 脳の機能から見た精神活動のモデル ……………………1
　B. 精神症状の生物学的基礎と精神科の薬を理解する ……………6
　　1. 精神の異常な活動 ………………………………6
　　2. うつ状態と抗うつ薬 ……………………………9
　　　1) うつ状態を回路・スイッチモデルで理解する ……………9
　　　2) 抗うつ薬の作用と副作用 ………………………10
　　3. 幻覚妄想状態と抗精神病薬 ………………………13
　　　1) 幻覚や妄想を回路・スイッチモデルで理解する …………13
　　　2) 抗精神病薬の作用と副作用 ……………………14
　　4. 神経症状態と抗不安薬 …………………………17
　　　1) 神経症状態，病的な不安を，回路・スイッチモデルで理解する ……17
　　　2) 抗不安薬の作用と副作用 ………………………19
　　5. 認知症状態と抗認知症薬 …………………………21
　　　1) 認知症を回路・スイッチモデルで理解する ……………21
　　　2) 抗認知症薬の現状と課題 ………………………23
　　6. せん妄・意識障害と薬物治療 ……………………26
　　　1) せん妄・意識障害を回路・スイッチモデルで理解する ……26
　　　2) せん妄の薬物治療 ……………………………28
　【参考文献】……………………………………………29

第2章　老年期に見られる精神の病的状態の理解と対応
　　　　（認知症を除く）………………………………32
　A. 老年期に見られる精神の病的活動 ……………………32

- B. 老年期のうつ病，その理解と対応 ……………………………………36
  - 1. うつ病の臨床症状 ……………………………………………………36
  - 2. 老年期のうつ病の特徴 ………………………………………………36
  - 3. 老年期のうつ病治療と対応 …………………………………………39
- C. 老年期の幻覚・妄想，その理解と対応 ………………………………41
  - 1. 老年期の幻覚・妄想症状 ……………………………………………41
  - 2. 老年期の幻覚・妄想の治療と対応 …………………………………43
- D. 老年期に起こる神経症性障害の理解と対応 …………………………50
- E. 老年期に起こるせん妄の理解と対応 …………………………………52
- F. 老年期に起こる性格の病的変化，その理解と対応 …………………57
  - 1. 加齢に伴う性格変化はどうして起こるか …………………………57
  - 2. 老年期に見られる性格の病的変化 …………………………………60
  - 3. 老年期性格障害への対応 ……………………………………………63
- G. 老年期の不眠とその対策 ………………………………………………65
- 【参考文献】……………………………………………………………………68

第3章　認知症の理解とケア ……………………………………………70

- A. 認知症とはどういう病気か ……………………………………………70
  - 1. 認知症は脳の細胞の病気である ……………………………………70
  - 2. 認知症の定義と認知症を引き起こす原因 …………………………72
  - 3. 認知症の予防 …………………………………………………………74
- B. 認知症の症状 ……………………………………………………………76
  - 1. 症状の整理 ……………………………………………………………76
  - 2. 中核症状 ………………………………………………………………79
    - 1）記憶力の障害 ………………………………………………………79
    - 2）見当識の障害 ………………………………………………………85
    - 3）理解・判断力の低下 ………………………………………………88
    - 4）実行機能障害 ………………………………………………………91
    - 5）感情表出の変化 ……………………………………………………95

6）性格変化 …………………………………………………98
　　　7）失語・失行・失認 …………………………………………99
　C. 中核症状が引き起こす生活上の困難とその対応 ……………102
　　1. 認知症による生活上の困難とその対応の原則 ……………102
　　2. 早期に自覚される行為障害 …………………………………104
　　3. 社会生活の円滑な遂行の障害 ………………………………107
　　4. 日常生活動作の障害が出始める頃 …………………………109
　　5. 日常生活動作の障害が明らかになる時期の困難 …………112
　　6. 身体機能の障害と援助 ………………………………………113
　D. 周辺症状の起こり方と対応 ……………………………………116
　　1. 精神症状，問題行動への対応の原則 ………………………116
　　2. 妄想の理解と対応 ……………………………………………120
　　3. 徘徊の理解と対応 ……………………………………………122
　E. 認知症の医療とケア ……………………………………………126
　　1. 早期診断の重要さ ……………………………………………126
　　2. 生物学的治療 …………………………………………………128
　　3. 社会心理学的治療 ……………………………………………129
　【参考文献】 …………………………………………………………129

第4章　最後まで自分らしく生き抜くための援助 ……………132
　A. 自律と自立 ………………………………………………………132
　B. 高齢者の精神医療と法律の枠組み ……………………………134
　　1. 高齢者虐待の防止，高齢者の養護者に対する支援等に関する法律 ……134
　　2. 医療上の意思決定と代理の意思決定 ………………………136
　　3. 精神保健福祉法と精神科医療 ………………………………138
　　4. 福祉上の意思決定と代理の意思決定 ………………………140
　　5. 財産の保護と成年後見制度 …………………………………143
　　　1）公的後見制度 ………………………………………………144
　　　2）任意後見制度 ………………………………………………146

3）経済行為に関する援助の実際 …………………………………147
　　6. 成年後見制度利用における診断書，鑑定書について ………147
　【参考文献】……………………………………………………………148

おわりに …………………………………………………………150

回路のモデルの図

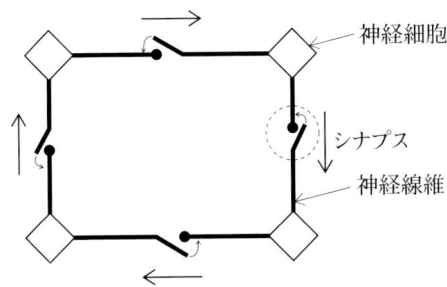

図 1-1　4つの細胞からなる回路のモデル

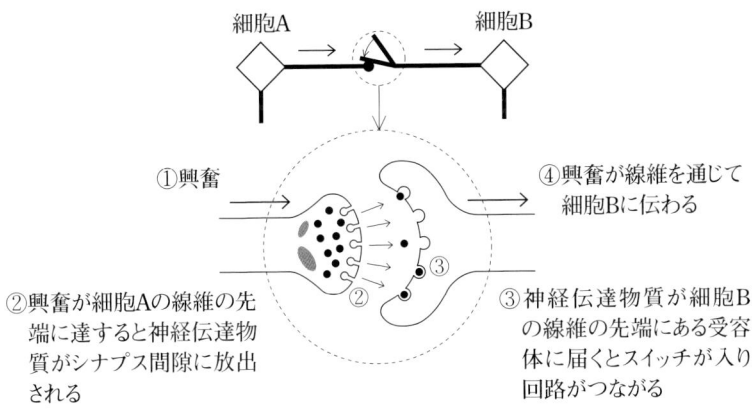

図 1-2　回路のスイッチ（シナプス）の構造

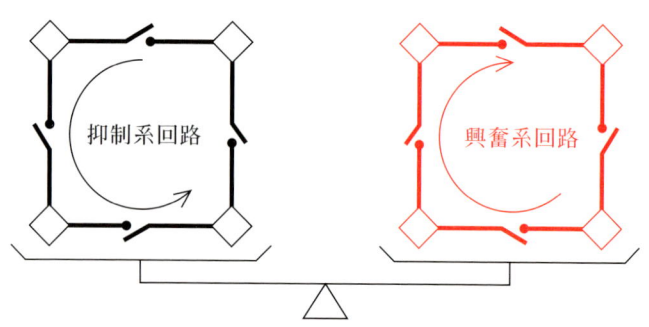

図1-3 **興奮系の回路**と抑制系の回路が
両方回って感性や行動を調整している

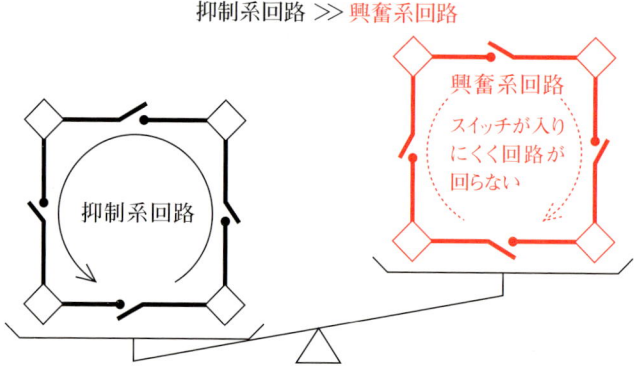

図1-4 うつ状態

①健康な興奮系回路のシナプス

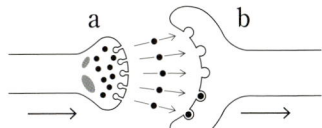

③治療後(1)

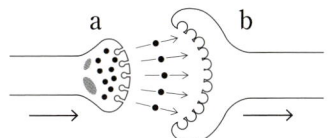

まず神経伝達物質が増える

②うつ状態のシナプス

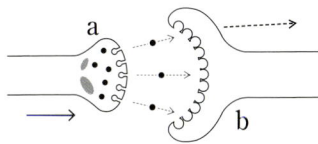

aから放出される神経伝達物質が減り、少ない神経伝達物質を捕まえようとbの受容体の感受性が増す。

④治療後(2)

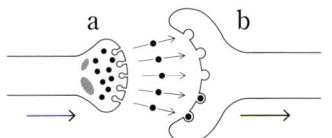

2Wくらいで受容体の過敏性がおさまってくる

図1-5 抗うつ薬の作用

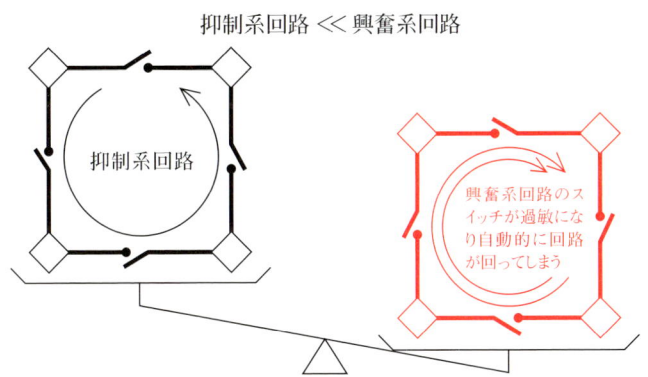

図1-6 幻覚・妄想状態

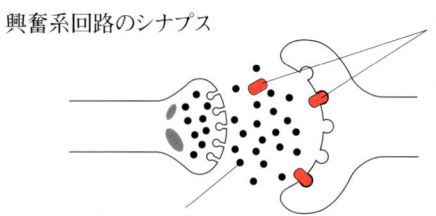

図 1-7　抗精神病薬の作用

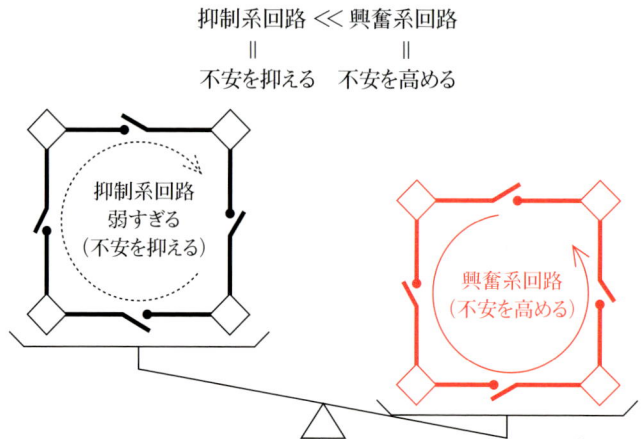

図 1-8　神経症状態（不安状態）

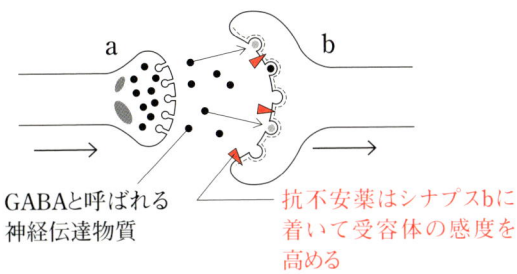

図1-9　抗不安薬の作用

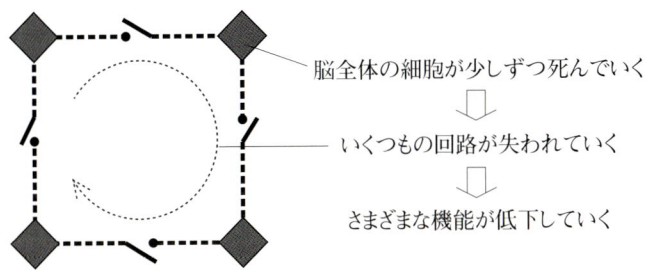

図1-10　アルツハイマー病

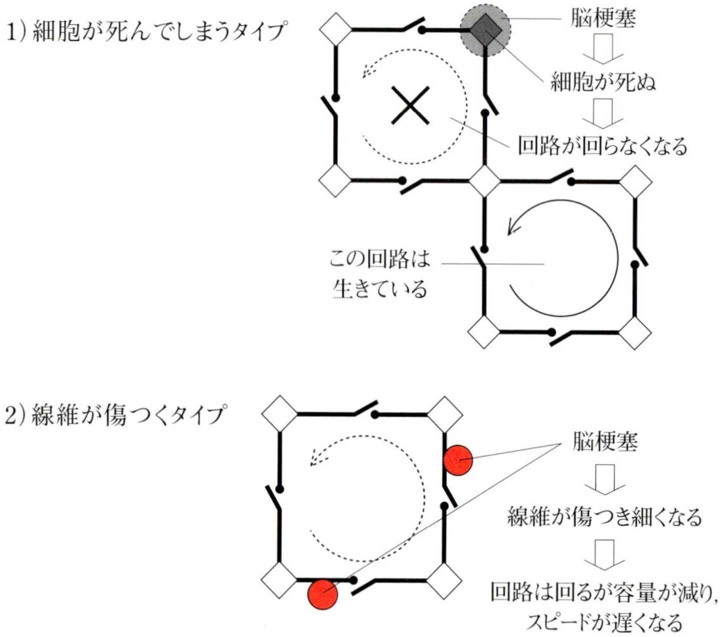

1) 細胞が死んでしまうタイプ

- 脳梗塞
- 細胞が死ぬ
- 回路が回らなくなる
- この回路は生きている

2) 線維が傷つくタイプ

- 脳梗塞
- 線維が傷つき細くなる
- 回路は回るが容量が減り，スピードが遅くなる

図 1-11 脳血管性認知症

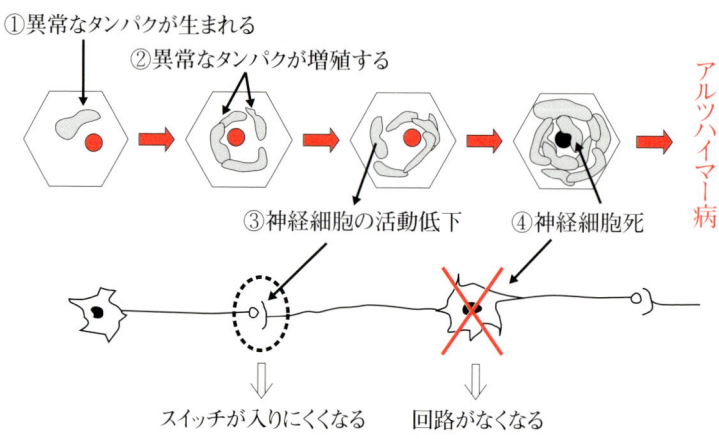

①異常なタンパクが生まれる
②異常なタンパクが増殖する
③神経細胞の活動低下
④神経細胞死
アルツハイマー病

スイッチが入りにくくなる　回路がなくなる

図 1-12 アルツハイマー病のメカニズム

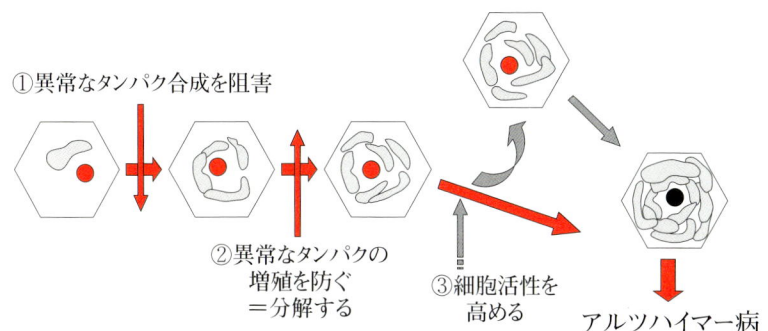

図1-13 アルツハイマー病の治療のストラテジー

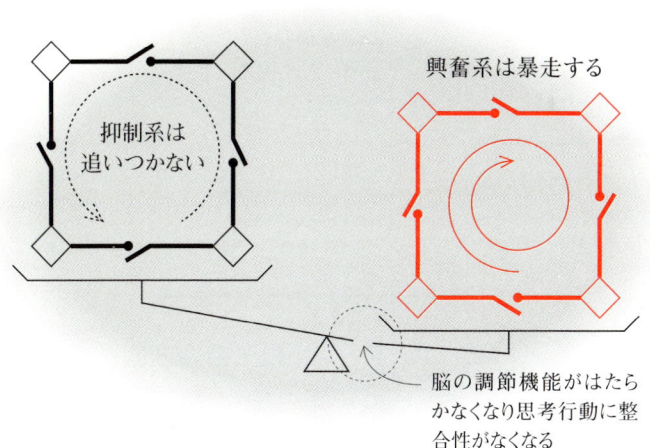

図1-14 せん妄状態

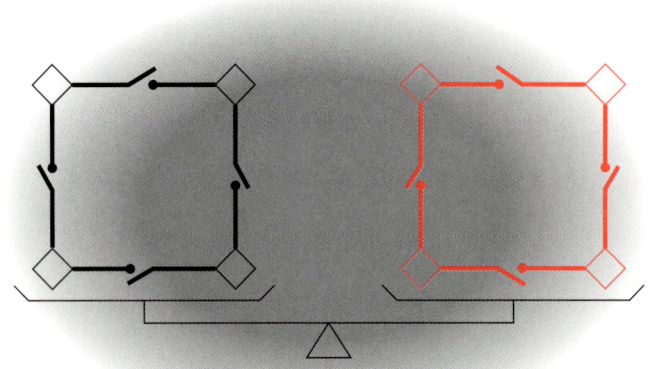

図 1-15　深い意識障害

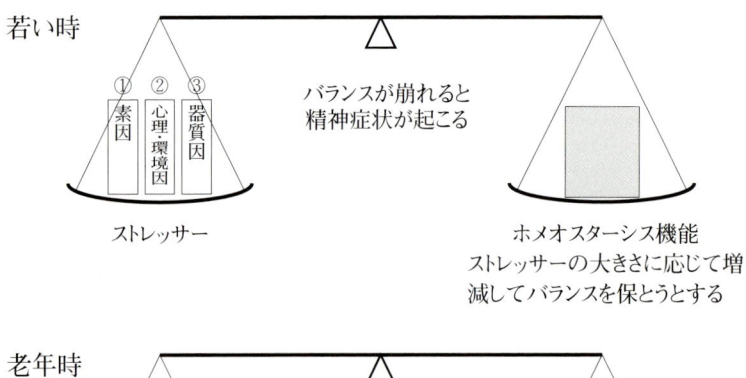

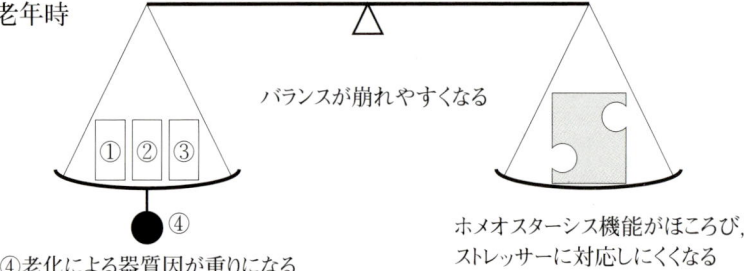

図 2-1　精神症状発症の天秤モデル

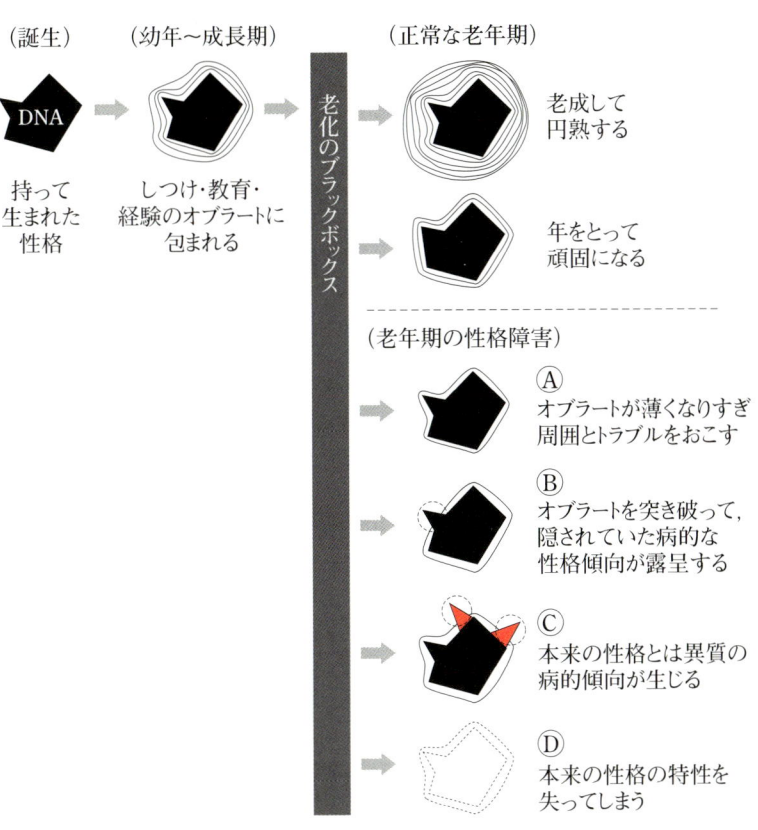

図 2-2　性格の成り立ち

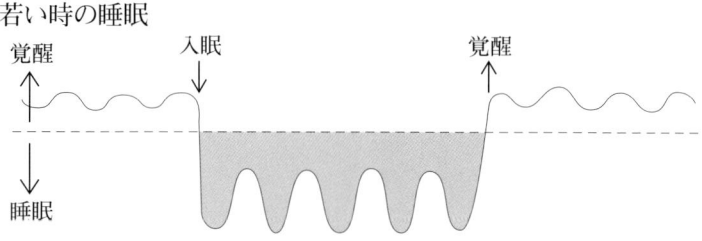
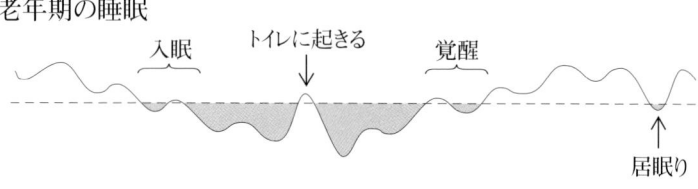

図 2-3　睡眠のリズム

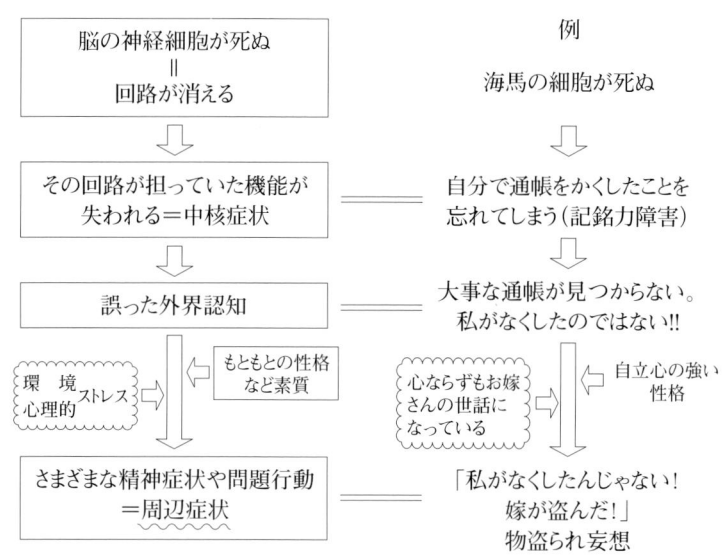

図 3-1

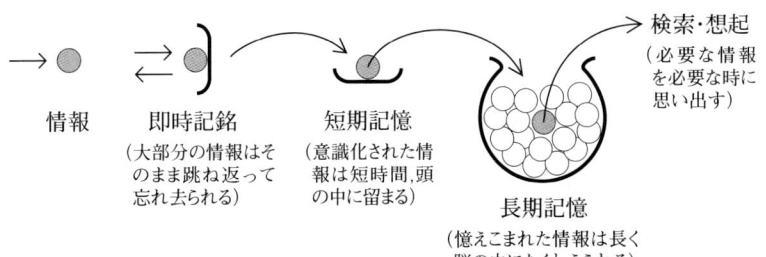

図 3-2 記憶のメカニズム

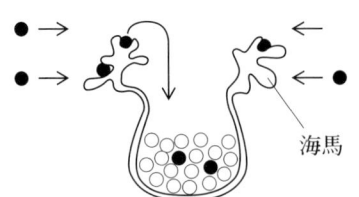
若い時はいくつもの情報を1度にとらえることができ，必要な情報は1度で長期記憶の壺にしまうことができる

〔正常な老化現象〕　　　　〔アルツハイマー病〕

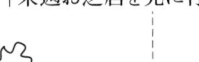
「来週お芝居を見に行きましょう」

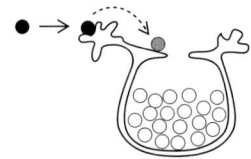 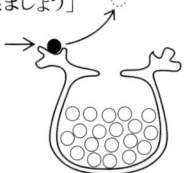

海馬の力が弱く，長期記憶の壺の入口が小さいのでしっかり記憶できない。しかし海馬は記憶をつかまえている。

海馬が情報をつかまえておくことさえできない

前日「明日のお芝居遅れないでね」

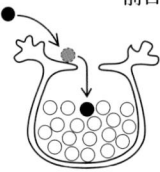 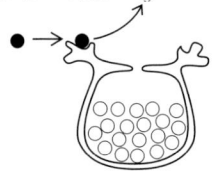

もう一度確認されれば，翌朝忘れずに芝居に行く

初めて聞いたような気がする。翌日にはすっかり忘れている。

進行すると

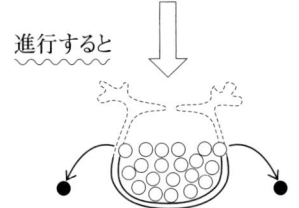

憶えていた記憶も消えていく

図 3-3　正常老化による物忘れとアルツハイマー病の物忘れ

第1章　精神活動とは，精神医学とは

A. 脳の機能から見た精神活動のモデル

　脳は，人間にとって非常に重要な器官です。堅い頭蓋骨の内側には，硬膜，くも膜，軟膜という三層の膜に包まれた空間があり，その中に，柔らかい脳が，くも膜と軟膜の間を満たす脳脊髄液という透明な液体に包まれて浮かんでいます。昔のお豆腐屋さんにあった，水槽の中のお豆腐のようなものです。頭蓋骨が外からの直接の打撃を防ぎ，周囲の脳脊髄液がクッションのように柔らかく脳を包んでいるのです。

　人間の脳は，一千億を超える神経細胞と，個々の神経細胞を結ぶ神経線維とからできています。1つの神経細胞は万を超える他の神経細胞と神経線維を介して結ばれ，神経回路と呼ばれる複雑なネットワークを作っています。もっとも，この神経回路は，完全に繋がったものではなく，1つの神経細胞の線維は，別の神経細胞と小さな間隙を持った構造で繋がれていて，このわずかな間隙のある構造をシナプスと呼びます。

　人間の脳は，私たちの感覚（視覚，聴覚，味覚，嗅覚，触覚，位置覚など）器官から入ってきた情報を捕らえて解釈する「感覚機能」，運動をする，生命を維持するために身体の諸器官を動かす「運動機能」，覚える，考える，感情を抱くといった「精神機能」を担っています。脳が正常に機能しなければ，目や耳に異常が無くても見たり聞いたり

した情報を正しく認識できませんし，身体を思いどおり動かすこともできません。食物を呑み込み，消化し，栄養や水分を吸収し，残りを排泄することもできません。昼夜のリズムも乱れて夜眠り，昼働くということもできなくなります。もちろん，記憶したり，学習したり，理解したり，計画したり，反省したりといった精神機能もうまくいかなくなります。

　さて，本書は，老年期の精神医学がテーマですから，感覚や運動の問題は，必要な時にまた改めて触れるとして，これから先は，脳が担っている精神の活動について考えていきます。そのために，図1-1のようなモデルを使います。人間の精神活動は，全て，脳の複数の神経細胞が神経線維を通じた回路を作って行われます。本当は多くの細胞とそこから伸びる数限りない神経線維が作り出す複雑なネットワークが働くのですが，ここでは簡単のために，図1-1のように，4つの細胞からなる回路を想定し，そこに電流が流れることによって精神活動

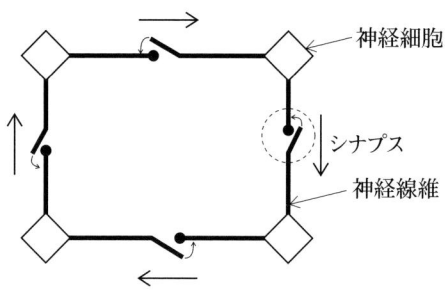

図1-1　4つの細胞からなる回路のモデル

が起こると考えます。このモデルは，あくまで理解を深めるためのモデルです。解剖学的，生理学的に厳密な事実をお知りになりたい方は，参考図書を読んでみて下さい。

さて，話を進めるために，この回路の性格としていくつかの事柄を決めておきます。第一には，この回路は，**図 1-2** にあるようなスイッチが入った時だけ電流が流れるということです。このスイッチについては，もう少し後で，**図 1-2** の説明として解説します。

第二に，これらの回路の多くは繰り返し同じことを考えたり感じたりすることによって作られ，使われれば使われるほど強固になるということです。記憶を例にとれば，初めて何かを知った時，脳の中に小さくて弱い回路ができると考えます。何回も同じことを勉強したり，

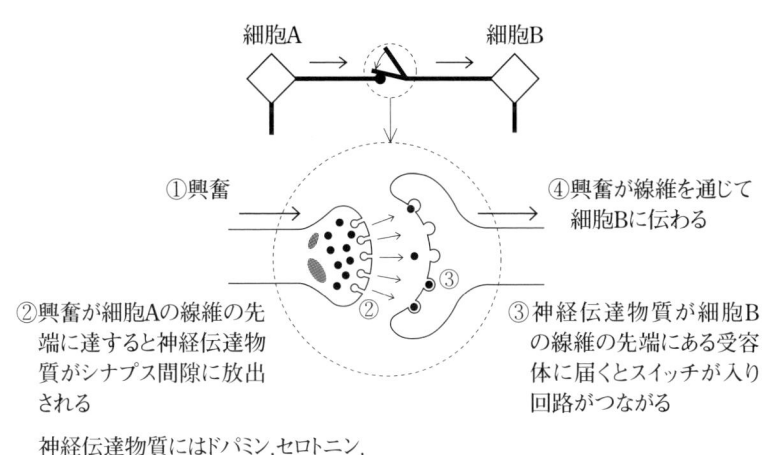

図 1-2　回路のスイッチ（シナプス）の構造

頭の中で何回も思い出したりすると、そのたびに、この回路に電流が流れるので、回路は次第に強固なものになります。こうなると、長期間、刺激が無くても脳の中に残るので必要な時に使うことができます。私たちが、何度も繰り返している自分の誕生日をいつでも思い出せるのは、「誕生日の記憶」という回路が私たちの頭の中にできあがっているからだと考えるのです。

　第三に、人間がこの回路を使って考えたり、感じたりする時には、同じ事を行うために、興奮系、抑制系の2つの回路が並行していると考えます。それが、図1-3にある興奮系と抑制系のモデルです。たとえば、「不安」という感情を例にとって説明します。人間にとって、「不安」という感情は非常に大事なものです。人間は不安を感じるからこそ、危険に対して身構え、あるいは危険を避けて逃げ出すことによって自分の命を守っています。だから、人間の脳が不安を感じるメカニズムを持っていなければ人類はとっくの昔に滅びていたはずです。

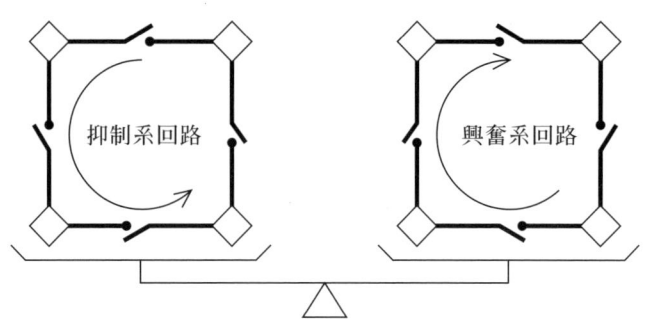

図1-3　興奮系の回路と抑制系の回路が両方回って感性や行動を調整している

一方，不安が無制限に大きくなってしまうと，的確な対応ができなくなります。予期せぬ強い不安に襲われた時，我を忘れて取り乱し，冷静な時なら難なくできる対応が正しくできなかった，という経験をお持ちの方も多いことと思います。ですから，不安を押さえるための回路というのもあって，両者がバランスをとっていると考えるのです。

　さらに，これらの回路は互いに関連し合っているということを記憶して下さい。たとえば，不安を感じるのは，以前，何か悲しい体験，怖い体験をした記憶があるからです。目や耳から入ってくる刺激が脳に到達し，その情報を読み解く回路が回転し，それに刺激されて，古い記憶の回路が回転し，その結果，それが避けるべき事態の到来を予告するようなものであると判断されれば，不安の回路が回り出すと考えるのです。もちろん，この先，不安を回避する方法を探すという回路，さらには，逃げ出すという行動を実行するための回路のスイッチが連動して入ったり切られたりしていくのです。

　さて，この辺で，さっき，少し触れておいたスイッチの説明に戻りましょう。図1-2（p3）は，図1-1（p2）の回路のスイッチに当たるシナプスと呼ばれる構造のモデルです。神経線維で結ばれた複数の神経細胞の間には小さな隙間を持つ構造があり，それをシナプスと呼ぶということはすでにお話ししました。このスイッチは，シナプスのモデルです。一方の細胞線維の末端から神経伝達物質と呼ばれる化学物質が放出され，それが，もう一方の神経線維の末端に至ることによって，スイッチがオンになり回路に電流が流れると考えてください。神経伝達物質にはいろいろな種類があって，回路の目的によって異なっています。興奮系の回路をつなぐための神経伝達物質と，抑制系の回路を

つなぐ伝達物質は別のものです。目や耳を通じて入ってきた刺激を受け取った脳が，これらの刺激が自分の安全のために警戒すべきサインであると判断すれば，不安をかき立てる回路のスイッチに神経伝達物質が放出され，スイッチが入ります。同時に，有効な対応を可能にするために，不安を抑制する回路のスイッチも入って，両者がバランスをとろうとします。ここで，興奮系と抑制系のバランスが狂うと，不安が強すぎて身体がいうことをきかず適切な対応ができなくなったり，あるいは危険が近づいているのにのんきに構えていて反応が遅れてしまいます。

　これからしばらく，図 1-1，1-2，1-3 のモデルを使って，精神の活動とその異常について説明をしていきます。もちろん，人間の脳の活動はこれほどシンプルではないのですが，これ以上複雑な点は，必要な時に，必要な別のモデルを提示して説明をすることにして，まずは，可能な限り単純に私たちの脳の活動を見ていきましょう。

B. 精神症状の生物学的基礎と　　　　精神科の薬を理解する

1. 精神の異常な活動

　さて，この項では，まず，精神の異常な活動について，図 1-1，1-2，1-3 のモデルを使って考えてみます。続いて，精神科の薬（向精神薬と総称します）について，同じモデルを使って理解していただきます。目標とする到達レベルは，精神医学を専門としない方々が，目の前にいる高齢者の精神の有り様を理解するためのツールを提供すること，

精神科医の話や考えを理解し，自分の意見を述べ，実際に対応する際の考えるヒントを得ることができるというところです。

　精神疾患の分類について，現在の日本で広く用いられているのは，WHOによる国際診断基準 ICD-10 と呼ばれるものと，アメリカ合衆国の精神医学会による DSM-4 と呼ばれるものです。ICD-10 の方は，身体疾患も含めたあらゆる疾患の分類，DSM-4 は，精神機能に関連した疾患だけの分類です。どちらも，国により，学派により，ときによっては医師によって異なる精神疾患の診断を信頼性のあるものに統一しようという意図で作られたものですから，経験のある精神科医が診察をすれば同じ診断に至ることができるよう，診断基準が明確に示されています。参考図書にあげておきましたから，関心のある方はご覧下さい。診断に関する議論が必要な場合，本書では WHO による ICD-10 (国際診断基準と呼びます）を使うことにします。もっとも，本書の目的は，こうした細かい診断基準に沿った分類や疾病論，治療論ではありません。本書では，高齢者のケアでしばしば出会ういくつかの精神症状を取り上げて，精神医学では，これらの症状をどう理解し，どう対応するかを考えていきます。

　精神機能の障害は，回路を形成する神経細胞に異常が生じる，神経細胞本体は大丈夫でも神経線維に異常が起こる，スイッチの部分に障害が起こるなど，**図 1-1**（p2）に示した回路の不具合で起こりますが，1つ1つの回路には異常が起こらなくても，興奮系と抑制系のような関連し合う回路の間の調整がうまくいかない時にも起こります。老年期になると，回路やその調整機能にさまざまな異常が起こりやすくなります。さらに，加齢による視力や聴力の低下により，スイッチを入

れるための刺激の感じ方も，過敏になったり鈍感になったりします。こういう事も，老年期の精神機能に影響を与えます。たとえば，老人性難聴で周囲の人の声の聞こえづらい人は，近くで急に大声で笑う声がすると，自分のことを笑われたような嫌な気分になることがあります。正常な聴力があれば，前後の話も無意識のうちに聞こえているので，笑いの意味が推測できるのですが，前後の話が聞こえていない高齢者には，大きな笑い声だけが突然響くからです。こういう場合，回路にもスイッチにも異常はないのに，スイッチを入れる刺激の感じ方に異常が生じたために，正常ではない精神的活動（被害的感情）が頭の中に起こるということになります。

　うつ状態，幻覚・妄想状態，認知症状態など，個々の症状の理解と対応については第2章で説明をします。感覚刺激の変化や加齢による社会心理学的条件の変化が，高齢者の精神の働きにどのような影響を与えるかについても第2章に回します。この章では，まず，老年期に見られる代表的な精神活動の異常な状態を，**図1-1**，**1-2**，**1-3**のモデルを使って生物学的に理解していただき，こうした精神症状に効果がある薬の効き方，副作用の現れ方について，同じモデルを使って理解していただきます。**図1-1**（p2）で，記憶，学習，理解，判断などの精神活動は，複数の神経細胞が神経線維で結ばれてできる回路にスイッチが入ったり切れたりして起こること，**図1-3**（p4）では，この回路には，興奮系と抑制系があって，両者のバランスが重要であることをお話ししました。**図1-2**（p3）では，回路をつなぐためのスイッチをつなぐ神経伝達物質というものにいくつもの種類があって，回路の性格によってスイッチを入れるための神経伝達物質が違うのだという話をしました。

2. うつ状態と抗うつ薬

1) うつ状態を回路・スイッチモデルで理解する

図1-4 はうつ状態の時の思考や感情の回路の状況を示しています。うつ状態にある脳では、興奮系の回路の力が弱まっています。こうした異常は、興奮系のスイッチが入りにくくなるために起こります。図1-2(p3)をもう一度見てください。神経細胞が刺激を受けて興奮すると回路を電流が流れ始めます。神経線維を伝わってきた電流は、スイッチの部分、つまりシナプスまで来ると神経伝達物質を発射します。その神経伝達物質が、次の神経細胞の神経線維の末端に届くと回路がつながって電流が流れ、ものを考えたり、生き生きとした感情を抱いたり、積極的に行動したりできるのです。うつ状態になると、そうした興奮系の回路をつなぐための神経伝達物質が枯渇してしまいます。そのため、抑制系の回路とのバランスが崩れ、感情的面でも、思考面でも元気が無くなってしまいます。これが、生物学的なうつ状態の説明です。うつ状態になると、実際の生活や行動の上にどんな変化が起

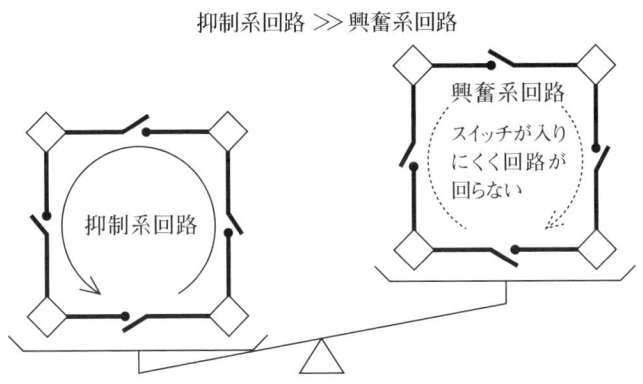

図1-4 うつ状態

こるかは第2章で詳しくお話しをします。

2）抗うつ薬の作用と副作用

　さて，こうしたうつ状態を生物学的に治療するのが抗うつ薬と呼ばれる一連の薬です。興奮系の回路を回すための神経伝達物質が枯渇したためにうつ状態が起こるのですから，この神経伝達物質を増やすような薬ならうつ状態を治療できます。現在までのところ，うつ状態に関係した回路を回すための神経伝達物質としては，ノルエピネフリン，セロトニンなどが知られています。現在使われている抗うつ薬というのは，こうした神経伝達物質を増やすことによって，回路を繋がりやすくする効果を持っています。

　薬物の分類や化学物質の名前を紹介するのは，本書の本来の目的から逸脱しますが，一般的に使用される抗うつ薬の種類とその作用機序について，回路・スイッチモデルを使って簡単に説明しておきます。

　従来，抗うつ薬の主流は，化学構造式に三つの環を持つために，三環系抗うつ薬と呼ばれているものでした。図1-5（p11）は，うつ状態と抗うつ薬による治療後の回路のスイッチ，つまり，実際にはシナプスと呼ばれる構造の変化を示しています。少し専門的な話になりますが，細胞Aの興奮がシナプスのaに到達すると，aから神経伝達物質が放出されます。放出された神経伝達物質はシナプスのもう一方の構造であるbに到達し，興奮を伝えて細胞Bを興奮させ，回路をつないでいきます。しかし，このとき，実は，シナプスに放出された神経伝達物質の一部はbに届かず，aに再吸収されてしまうのです。三環系抗うつ薬は，ノルエピネフリン，セロトニンなどのaへの再吸収を押

①健康な興奮系回路のシナプス

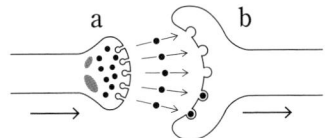

②うつ状態のシナプス

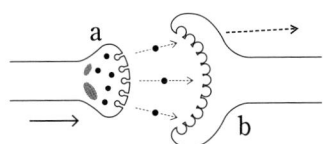

aから放出される神経伝達物質が減り，少ない神経伝達物質を捕まえようとbの受容体の感受性が増す。

③治療後（1）

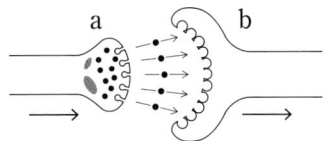

まず神経伝達物質が増える

④治療後（2）

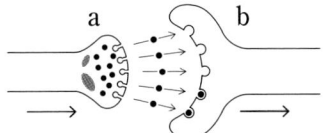

2Wくらいで受容体の過敏性がおさまってくる

図1-5　抗うつ薬の作用

さえることによって，結果的にbに到達する神経伝達物質を増やし，神経回路を活発にするのです。さらに，**図1-5**をよく見ていただくと，このとき三環系抗うつ薬によって神経伝達物質が増えると，bの構造にも変化が起こっていることがわかります。うつ状態になると神経伝達物質が減るので，bは少なくなった神経伝達物質を少しでもたくさん捕まえようとがんばって，過敏な状態になります。専門的にいうと，神経伝達物質を捕まえるためにbの表面に並んでいる受容体の数が増えているのです。三環系抗うつ薬の作用で神経伝達物質が増えると，bの過敏な状態が次第に落ち着き，正常な状態に戻ります。このbの感受性の正常化も，うつ症状の治療に関連していると考えられています。

さて，三環系抗うつ薬の抗うつ作用は強く，信頼できる薬なのですが，先に挙げたノルエピネフリン，セロトニンなど，うつ状態に直接関連した神経伝達物質だけでなく，アドレナリン，アセチルコリン，ヒスタミン等，その他の神経伝達物質にも影響を与えてしまうために，いろいろな副作用が起こります。抗アドレナリン作用による低血圧，抗アセチルコリン作用による口の渇き，便秘，尿閉，抗ヒスタミン作用による眠気などがそれです。こうした副作用は，若い人の一時的なうつ状態なら我慢して乗り切ることもできるのですが，高齢者の場合は深刻な問題になります。特に，起立性低血圧や眠気は転倒の原因になりますし，便秘，尿閉も若い人より遙かに重篤な問題を起こしかねません。

　数年前から我が国の保険医療でも使用されるようになったSSRIというのはこういった副作用の問題を大幅に軽減した薬です。SSRIとは選択的セロトニン再取り込み阻害薬（serotonin selective reuptake inhibitor）の頭文字を並べた名前です。ほぼ同時期に発売された選択的セロトニン・ノルエピネフリン再取り込み阻害薬SNRI（serotonin-norepinephrin reuptake inhibitor）も同様の主旨の薬です。SSRIはセロトニン，SNRIはセロトニンとノルエピネフリンの再取り込みを阻害することによって，うつ状態の原因となる二つの神経伝達物質を増やし興奮系回路のスイッチが入り易い状態にすることによって抗うつ作用を発揮します。これらの薬の新しい点は，その名前にある『選択的』という所にあります。つまり，従来の三環系抗うつ薬が，ノルエピネフリンやセロトニンを増やして抗うつ効果を発揮しながら，その他のいろいろな神経伝達物質にも作用を及ぼしたために副作用を発現して

いたのに対して，これらの新しい抗うつ薬は，『選択的』にノルエピネフリンやセロトニンの増加作用を持つために，その他の神経伝達物質に及ぼす作用が少ない，つまり，三環系抗うつ薬が持っていた抗コリン作用，抗ヒスタミン作用，抗アドレナリン作用による副作用が非常に小さいということなのです。もちろん，副作用が全くないわけではなく，絶対安全というわけでもありません。臨床での使用が増えるにつれ，当初からいわれていた胃腸障害以外にもいろいろな問題が報告されるようになりましたし，抗うつ効果という点で三環系抗うつ薬の方がよく効くという事例もかなりあります。SSRI，SNRI の登場は高齢者のうつ状態治療に大きな朗報ではありましたが，よく効く薬で副作用が全くない薬など期待する方が無理な話で，新しい薬物が開発されても，高齢者の精神医療においては，慎重な処方と，服薬管理が重要であるという事実には，何の変わりもありません。

3. 幻覚妄想状態と抗精神病薬

1）幻覚や妄想を回路・スイッチモデルで理解する

　前節で，興奮系の回路が通じにくくなった状態がうつ状態だとお話ししましたが，幻覚妄想状態というのは，興奮系回路のスイッチが入りやすくなって，わずかな刺激で興奮してしまうため，抑制系の回路が追いつかなくなった状態だと考えることができます（図1-6）。ありもしない声が聞こえる幻聴や，在りもしない物が見えたりする幻視は，実際の聴覚，視覚刺激がないのに脳の中の聴覚や視覚を認識する部分が勝手に動いてしまった事態と考えればよいし，実際にはないストーリーを確信してしまう妄想にしても，本来なら疑わしいなという程度

抑制系回路 ≪ 興奮系回路

抑制系回路

興奮系回路のスイッチが過敏になり自動的に回路が回ってしまう

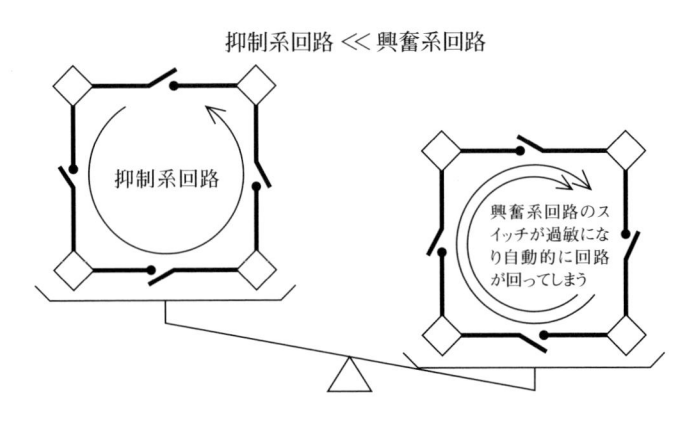

図1-6　幻覚・妄想状態

の思いが，あいつが意地悪をするから私がこういう目に遭うのだという被害妄想や，妻と隣人との関係は抜き差しならぬものだといった嫉妬妄想などの，誤った確信に変わるわけですから，こうした思考経路のどこかが，必要以上に過活動になっていると考えれば納得できます。

2) 抗精神病薬の作用と副作用

　抗精神病薬と呼ばれる一群の薬があります。これらの薬は，主として統合失調症のために開発され，使用されている薬物ですが，老年期に起こる幻覚や妄想に対しても使用します。抗精神病薬には，メジャートランキライザーという別名があります。次の項でご紹介する抗不安薬が，マイナートランキライザーと呼ばれるため，精神医療の専門家以外の方の中に，抗精神病薬を「強い安定剤」，抗不安薬を「弱い安定剤」と呼んで，抗不安薬は抗精神病薬より安全で弱い鎮静剤であるかのごとく考えている方がありますが，これは，全くの誤解です。抗精神病薬と抗不安薬は別の

種類の薬です．特に，高齢者医療において，抗不安薬が，比較的作用が弱くて安全な薬だと考えることは危険です．実際，高齢者の精神医学を専門にする医師は，抗不安薬の処方にはとても慎重になります．

　さて，話を本題に戻します．幻覚や妄想の発現に関連した神経の回路は，ドパミンと呼ばれる神経伝達物質によってスイッチが入ることが知られています．図1-7に，抗精神病薬の作用を示しました．抗うつ薬が，神経伝達物資の数を増やすことによって興奮系回路が回りやすくしたのに対して，抗精神病薬は，スイッチのbの側にある，ドパミンを受け止める受容体を塞いでしまうことによって過剰なドパミンの活動を抑え，神経回路の過剰な活動性を下げると考えればいいのです．こうして，抗精神病薬は，興奮系回路のスイッチをブロックし，回路を遮断するので『神経遮断薬』と呼ばれることもあります．

　さて，ドパミンという神経伝達物質は，幻覚や妄想に関連する回路のスイッチに作用するほか，パーキンソン病の発症と関連している，黒質・線状体経路と呼ばれる回路でもスイッチのオン・オフに関連し

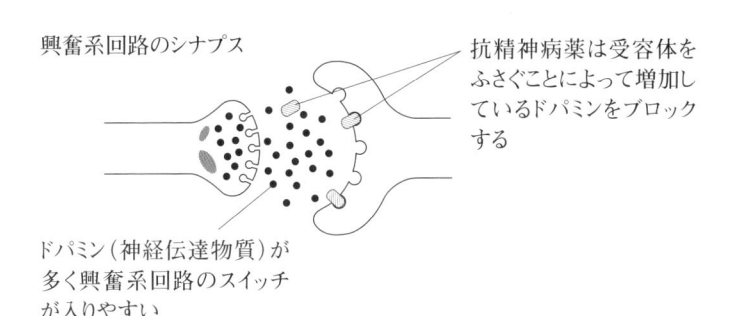

図1-7　抗精神病薬の作用

ています。このため，幻覚や妄想を止めようとして抗精神病薬を服用すると，黒質に関連した回路も押さえられ，副作用としてパーキンソン症状が出てくることがあります。パーキンソン症状というのは，全身の運動がしなやかにできなくなる，手足の関節が曲がりにくくなる，表情が硬くなるなど主として運動機能の障害ですが，物を考えたり判断したりするスピードも遅くなることがあります。パーキンソン歩行という有名な症状がありますが，これは，歩き出しの第1歩が出にくい，足を上げずに小股で歩く，躓いたりして前のめりになると，スピードを制御できなくなり，坂を落ちるように突進して行ってしまうというような特徴を持っています。

　抗精神病薬は，ドパミン系の回路のスイッチを塞ぐ他，三環系抗うつ薬と同様に，アセチルコリン，ヒスタミン，アドレナリンなどの神経伝達物質に関連した回路のスイッチも妨害してしまうので，パーキンソン症状に加えて，三環系抗うつ薬が持っている眠気（抗ヒスタミン作用），起立性低血圧（抗アドレナリン作用），口渇，便秘（抗コリン作用）などの副作用を持ちます。

　抗うつ薬にSSRIがあるように，抗精神病薬においても，こうした副作用の少ない薬が次々と開発され，これはまとめて非定型抗精神病薬と呼ばれます。現在，広く用いられている非定型抗精神病薬には，ドパミンの他にセロトニンがスイッチを入れている回路の活動を抑制するという作用を持つものなどがあります。これらの非定型抗精神病薬は，従来の抗精神病薬と同等以上の抗幻覚・妄想作用を持ちながら，パーキンソン症状という副作用は小さいということをセールスポイントにしています。

非定型抗精神病薬を使ってみると，確かに，パーキンソン症状という副作用が軽いので，老年精神医療の分野で広く使用されてきましたが，近年，アメリカの政府機関が，高齢者の場合，非定型抗精神病薬は，従来の抗精神病薬と比較して，使用中の死亡が多くなるという警告を出して世界中に衝撃が走りました。その後，それに対する反証も出て，結局，はっきりした結論は出ていないのですが，従来型のものであれ，非定型抗精神病薬と呼ばれる新しい薬であれ，高齢者に対して使用する時は，少量から開始すること，慎重なフォローアップを行うことなど，薬物療法における基本的な配慮が大事です。

　日本の場合，保険診療で抗精神病薬（従来型でも非定型でも同じです）の使用が認められているのは，統合失調症とそれに関連する症状だけです。したがって，認知症患者が興奮した時などには，本来使えないのですが，現実には，しばしば，処方されています。それは，この薬剤が，幻覚や妄想だけでなく，精神的な興奮にも，他のジャンルの薬剤に比較して安全で有効だと感じている精神科医が多いからなのですが，日常の臨床の多忙さに紛れて，症状が消えたあとも安易に処方し続けたり，処方後のフォローアップを怠ったりしないよう注意が必要です。

4. 神経症状態と抗不安薬

1) 神経症状態，病的な不安を，回路・スイッチモデルで理解する

　神経症という伝統的な病名は，現在の精神医学の分野では，非常に微妙な位置にあります。ここでは，潜在的なものを含めて，不安が関連する様々な精神の問題について考えてみます。国際診断分類では，

不安障害，強迫性障害，ストレス関連障害，身体表現性障害などがこのジャンルに入ります。

先にも述べたとおり，不安という感覚は，人間が生きていくために非常に重要な精神の機能です。不安があるから危険を避けることができ，不安があるから，無理をせず自重することもできるのですから。ところが，不安が強すぎると，逃げなければならない時に足がすくんだり腰が抜けたりして動けなくなり，かえって，危険が大きくなってしまいます。したがって，不安を高めて対応を促す回路と，冷静に対応するために不安を沈める回路とのバランスが重要です。

図 1-8 に示したように，不安を抑制する回路の働きが不十分になると，不安が押さえられなくなり，些細なことで過剰な心配をするようになり，胸がドキドキしたり足がすくんだりして適切な行動ができなくなると考えられています。不安に関連した抑制系の回路は，主とし

抑制系回路 ≪ 興奮系回路
‖　　　　　‖
不安を抑える　不安を高める

抑制系回路
弱すぎる
(不安を抑える)

興奮系回路
(不安を高める)

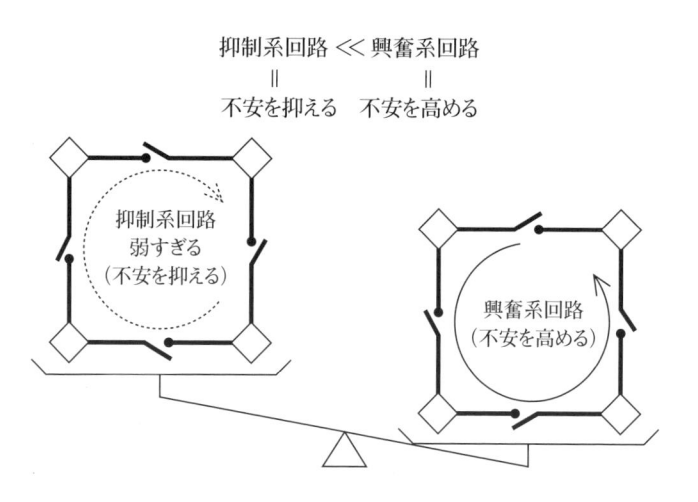

図 1-8　神経症状態（不安状態）

てGABAと呼ばれる神経伝達物質が関連しています。この他，ノルエピネフリン，セロトニンなどの神経伝達物資にも関連することがわかっていますが，ここでは，話が複雑にならないよう，GABAが関連する回路について，これまで同様，回路・スイッチモデルで説明してみます。GABAが関連する回路のスイッチは，これまでのように神経伝達物質の多寡や，受け手の感受性だけでは説明できない複雑な構造をしています。不安というものが，人間にとって，それだけ重要なものだからかも知れません。

2) 抗不安薬の作用と副作用

　お酒を飲むと，気が大きくなって，普段できないことができるようになる人がいます。これは，お酒が不安を小さくしてしまうからです。ということは，アルコールという化学物質が，不安の回路に関係しているということになります。実は，図1-9に示したように，アルコールは，GABAを神経伝達物質とする不安を押さえる回路のスイッチに

不安を抑制する回路のシナプス

GABAと呼ばれる
神経伝達物質

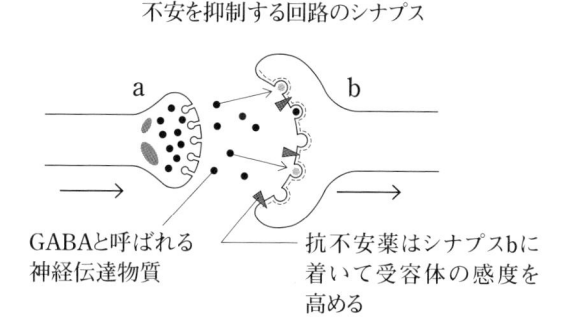

抗不安薬はシナプスbに
着いて受容体の感度を
高める

図1-9　抗不安薬の作用

くっついて，スイッチが入りやすくする働きがあることが知られています。アルコール以外にも同様の物質があります。それが，抗不安薬と呼ばれる一群の薬物です。ベンゾジアゼピン類と呼ばれる化学物質がその代表です。

　ベンゾジアゼピン類に代表される抗不安薬は，アルコール同様に，GABAが支配する不安を抑制する回路のスイッチの近くにくっついて，少しの神経伝達物質でもスイッチが入って不安に関する抑制系の回路が活動するようにします。これによって不安がおさまり，冷静な行動ができるようになるのです。ベンゾジアゼピン類の薬物には，抗不安作用の他，鎮静・催眠作用，抗けいれん作用などを持っています。ベンゾジアゼピン類に含まれる多くの化学物質のうち，抗不安作用が強く，鎮静・催眠作用が小さい薬物は抗不安薬，抗けいれん作用が強いものは抗けいれん薬，鎮静・催眠作用が強いものは睡眠導入薬として使用されます。

　抗不安薬は，これまでお話ししてきた抗うつ薬や抗精神病薬と異なり，心理的，身体的依存が問題になることがあります。抗うつ薬，抗精神病薬は，不要になれば自然に薬から離れることができますが，抗不安薬や睡眠導入薬は時として，心理的依存を起こします。元々，不安が強く，いわゆる神経質な人が使うわけですから，薬で症状が消えても，止めたらまた元に戻ってしまうのではないかと不安になるのです。さらに，長期にわたって抗不安薬や睡眠導入薬を飲んでいると，少量の神経伝達物質でも不安を抑制する回路が働いてしまうので，スイッチ自体が，こうした薬物の存在を期待するようになってしまいます。このため，長年続けた抗不安薬を突然止めると，スイッチの入り

が普通以上に悪くなり，不安を押さえることができなくなるのです。したがって，抗不安薬，睡眠導入薬は，必要最小限の量を，必要十分な期間使用し，不要な連用をしないことが大事です。もちろん，長く連用しなければならない症状のある方もありますが，そういう場合は，安易に量を増やさないことが重要です。症状に苦しんで生活が困難になることに比べれば，医師の管理の下に，少量の抗不安薬や睡眠導入薬を長期連用することは不合理な選択ではありません。他の病気の治療などで内服を止めなければならないときは，精神科の担当医と相談して，慎重に，計画的に止めるようにしましょう。

5. 認知症状態と抗認知症薬

1）認知症を回路・スイッチモデルで理解する

　認知症とはどういう病気かというお話は，この本の重要なテーマですから，第3章で改めて触れます。ここでは，回路・スイッチモデルで認知症のことを理解していただきます。ただし，認知症については，今までの，興奮系 vs 抑制系というモデルは煩雑になるので，ものを考えたり覚えたりするための一重の回路をモデルにします。認知症というのは，脳の神経細胞が障害されたために，精神機能全般が低下してしまった状態を言います。つまり，回路を形成する細胞が死んでしまうために起こる病気です。認知症を引き起こす代表的な病気であるアルツハイマー病と，脳血管性認知症を例にとって説明します。

　図 1-10（p22）は，アルツハイマー病に罹患した神経回路のモデルを示しています。アルツハイマー病では，回路を形成する神経の細胞が少しずつ死んでしまいます。つまり，スイッチの異常ではなく（詳し

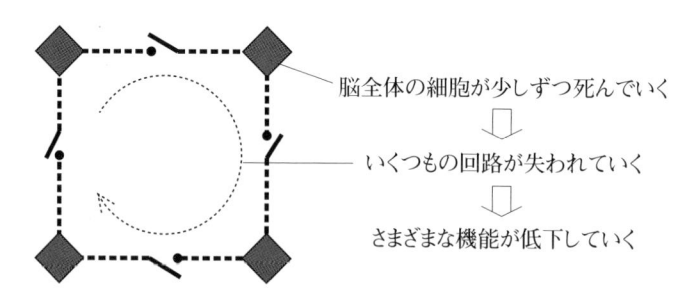

脳全体の細胞が少しずつ死んでいく
⇩
いくつもの回路が失われていく
⇩
さまざまな機能が低下していく

図1-10　アルツハイマー病

く言うと，アルツハイマー病でも始まりの頃はスイッチの異常があるのですが，詳細は第3章で），回路そのものが死んでしまうので，その神経回路が司っていた機能が失われます。たとえば，新しい情報を覚えるために必要な神経の回路が失われると，新しいことが覚えられなくなります。もっと進行して，古い記憶を記録していた細胞回路が失われれば，自分の誕生日，子供の名前など，健康であれば忘れるはずのない重要な記憶も失われていきます。

図1-11（p23）は回路・スイッチモデルで示した脳血管性認知症です。脳の神経細胞は，血液を介して酸素や栄養を受け取り，二酸化炭素や老廃物を排出しています。脳梗塞，脳出血，脳動脈硬化などによって血流が途絶えたり，減少したりすると，酸素や栄養を断たれた神経細胞は死んでしまいます。これが，脳血管性認知症の原因です。ただし，アルツハイマー病と違って，あちこちの細胞が次々に死んでいくわけではなく，血管障害が起こった場所の細胞だけが死んでいくので，同じ人の脳の中に，血流が途絶えて回路が無くなってしまった場所と，血流が保たれて回路が健在な場所が混在することになります。また，1つの回路の一部の神経細胞が欠けたり，細胞は顕在で，回路を結ぶ神経

1) 細胞が死んでしまうタイプ

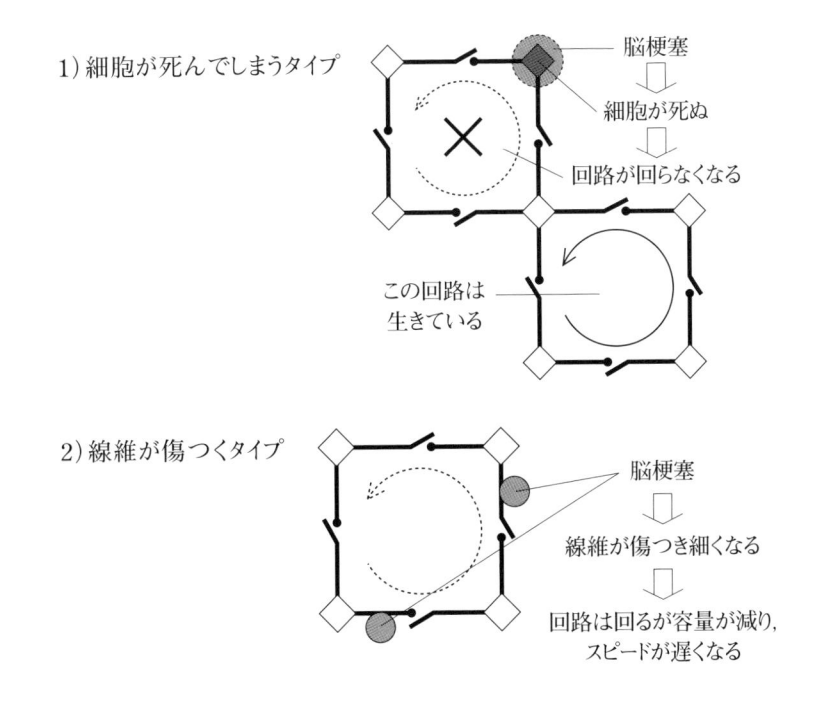

脳梗塞
⇩
細胞が死ぬ
⇩
回路が回らなくなる

この回路は生きている

2) 線維が傷つくタイプ

脳梗塞
⇩
線維が傷つき細くなる
⇩
回路は回るが容量が減り，スピードが遅くなる

図1-11　脳血管性認知症

線維だけが障害されるというようなことも起こります。図1-10，1-11に示したアルツハイマー病と脳血管性認知症の回路の障害の違いが，臨床症状にどのような影響を与えるかは，第3章で詳しく述べます。

2) 抗認知症薬の現状と課題

　図1-10，1-11で示したように，認知症は，スイッチの一時的な機能不全ではなく，回路そのものが物理的に壊れてしまう病気ですから，治療は非常に困難です。なぜなら，神経細胞は，分裂して増えるということがありませんから，脳の細胞が一旦死んでしまったら新しい細

胞が生まれてその間隙を補うということがないのです。発症しないようにする，というのが一番の治療ですし，発症してしまったら，その進行を止める，ということが目標で，一旦失われた知的機能を回復することは非常に困難です。

図1-12に，アルツハイマー病における神経の障害を図示しました。病気の始まりは，回路を形成する神経細胞の中に異常なタンパク質（βタンパク，τタンパク）がたまり，次第に細胞が弱まります。こうなると，回路をつなぐスイッチにおける神経伝達物質が不足し，少しずつ，精神機能の低下が始まります。やがて，異常なタンパクに閉じこめられた神経細胞が死んでしまうと，回路全体が動かなくなります。

図1-13は，アルツハイマー病治療薬のコンセプトをまとめたものです。①のように，異常なタンパク質の生成を防ぐことができれば，アルツハイマー病の発症は抑えられるはずです。それがだめなら，②の

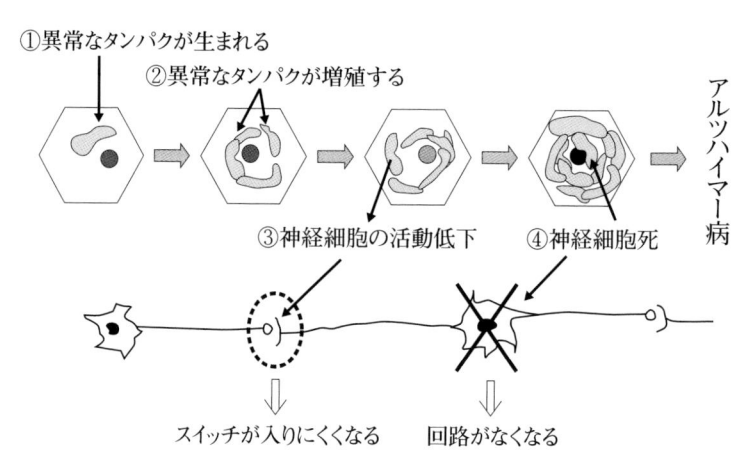

図1-12 アルツハイマー病のメカニズム

①異常なタンパク合成を阻害

②異常なタンパクの
増殖を防ぐ
＝分解する

③細胞活性を
高める

アルツハイマー病

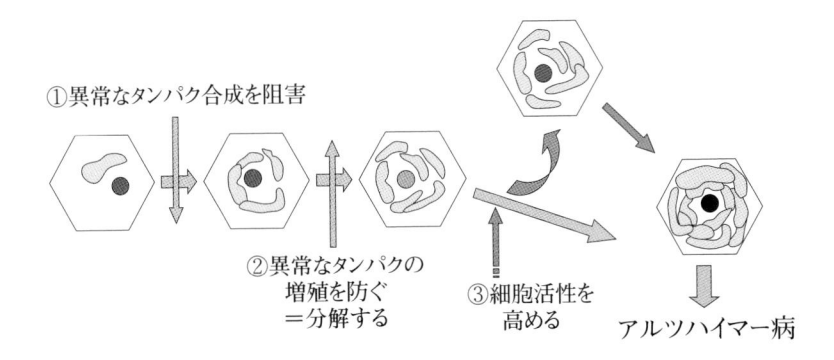

図1-13 アルツハイマー病の治療のストラテジー

ように，できてしまった異常なタンパクを分解することができれば，アルツハイマー病の進行を止めることができるはずです．目下，こうした薬物を探して，世界中でたくさんの研究が行われています．この原稿を書いている2007年7月の時点では，残念ながら，発症を止める薬は実用化されていません．ただし，②の異常なタンパクの増殖を防ぎ進行を止めるワクチンは日本でも臨床治験が始まっており，実用化が視野に入っています．

現在，我が国の保健医療で使用可能なのは，③に示したように，記憶に関連している回路をつなぐスイッチの部分で，アセチルコリンと呼ばれる神経伝達物質の量を増やすことによって，弱っている回路を一時的に活発にする塩酸ドネペジル（アリセプト）と呼ばれる薬剤です．この薬を使うとうまくいけば10ヵ月ぐらい進行が遅くなります．ただし，①，②の治療は手つかずですから，神経の細胞が死んでいくスピードには，それほど影響がありません．つまり，神経細胞が死んで，回路が消滅するまでの時間は余り変わらないけれど，細胞が死ぬ

直前まで，可能な限りの力を発揮できるようにする薬だと考えればよいでしょう。

さて，脳血管性認知症の治療はどうでしょう。この場合は，脳の血管の機能が低下したことが原因ですから，血管を治療できれば認知症の進行を止めることができるはずです。この項の最初に述べたとおり，神経の細胞は死んでしまったら再生しませんから，脳梗塞や脳出血のために一定の時間以上血流が断たれ，死んでしまった脳の細胞は再生しません。しかし，図1-11（p23）に示したように，脳血管性認知症の場合は，回路の壊れ方にさまざまなバリエーションがあるので，一旦ひどく失われた精神機能が，時間をかけて少しずつ改善する可能性はあります。薬物療法ということになると，脳の血管の損傷を防ぐことによって，認知症の進行をおさえようとする薬物が主で，脳血管性認知症の患者さんの神経細胞に対して特異的に働くことが確認されている薬物はありません。

6. せん妄・意識障害と薬物治療

1) せん妄・意識障害を回路・スイッチモデルで理解する

図1-14（p27）にせん妄と呼ばれる意識障害の状態を回路・スイッチモデルで示しました。回路全体に霞がかかり，興奮系だけが暴発して抑制系が追いつかない状態です。せん妄状態とは身体は動いているのに，頭の中は夢を見ているような状態で，医学的には意識の障害の一種です。せん妄は，回路全体の一時的な機能不全です。全く健康な人でも起こりえますが，歳をとって脳の老化が進むと起こりやすくなります。さらに，認知症の患者さんのように脳に物理的な障害があると著しくリスクが高くなります。

全体的に霞がかかり

興奮系は暴走する

抑制系は
追いつかない

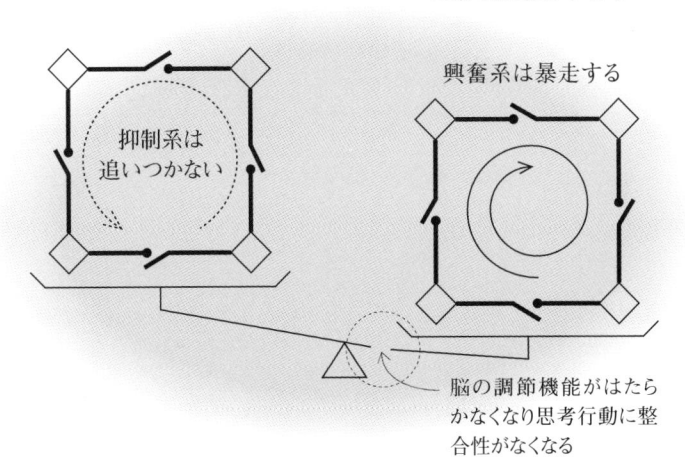

脳の調節機能がはたらかなくなり思考行動に整合性がなくなる

図 1-14　せん妄状態

　せん妄は，過労，睡眠の中断，脱水，栄養障害，手術時の麻酔，風邪薬や睡眠導入薬，抗不安薬などの薬物の影響，血圧の異常などさまざまなストレッサーが引き金となって起こります。健康な人はこうした外因が押さえられればやがてせん妄から脱しますが，認知症など元々脳に障害がある人の場合，せん妄が遷延することがあります。せん妄が遷延するということは，異常な興奮状態が続くということですから，本人の心身に重大な負担となります。

　せん妄と同じような意識障害でも，**図 1-15**（p28）に示したように霞が非常に濃い場合は，興奮系回路の過活動もなくなり，興奮系，抑制系とも非常に不活発な状態に陥ります。この場合，臨床的には，ぼんやりした状態から，寝ているのか起きているのかわからない状態になり，さらに進行すれば名前を呼んでもつねっても目覚めないような昏睡状態にまで陥ります。

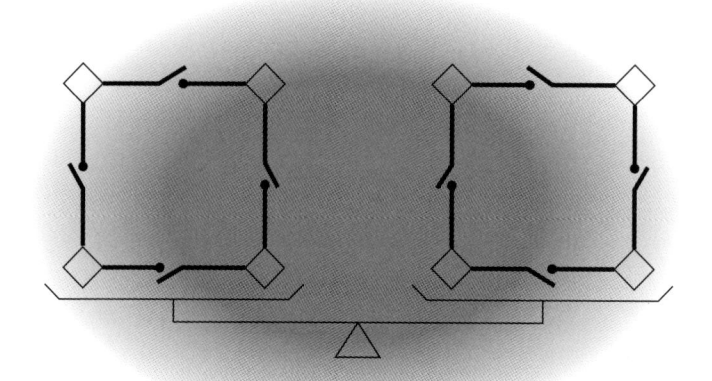

全体が濃い霧の中、スイッチが入らず、
回路はほとんど回らなくなる

図 1-15　深い意識障害

2）せん妄の薬物治療

　せん妄の治療の第一は、原因を除去すること、**図 1-14**、**図 1-15** で回路を覆っている霧を取り払うことです。それでもせん妄が収まらない時、あるいはせん妄の最中に何とか鎮静しなければならない場合は、抗精神病薬を使用します。**図 1-6**（p14）、**1-7**（p15）をもう一度思い出して**図 1-14**（p27）と比較して下さい。せん妄は、回路全体に霧がかかることが引き金になっていますが、興奮系の回転がフル回転して抑制系ががんばってもバランスがとれない状態であるという点では、幻覚や妄想におけるモデルと共通しています。したがって、抗精神病薬でドパミンを神経伝達物質とする興奮系回路のスイッチを押さえることによって、興奮系回路の働きを抑制することがせん妄の治療になります。

　夜間にせん妄が起こるからといって安易に睡眠導入薬を処方したり、

抗精神病薬は強すぎるからと抗不安薬を鎮静の目的で使ったりするのは危険です。抗不安薬や睡眠導入薬は図1-9 (p19) に示したように，不安をコントロールする抑制系回路の活性を高める薬です。抑制系回路の活動を高めるのだからせん妄状態における興奮系回路の過活動と拮抗して治療効果を発揮しそうですが，実はこれが全く逆なのです。抗不安薬，睡眠導入薬が働くのは，GABAという神経伝達物質が支配するスイッチで，これらの薬剤を使っても，せん妄の原因となっているドパミンが支配する回路の過活動はそのままです。しかも，せん妄状態では，夢を見ている状態と同じで，しっかり覚醒している時なら感じる不安感や疲労感を感じなくなるのです。そこに，抗不安薬をのめば，ますます，不安が抑制されることになります。そのため，いっそう興奮が深まり，せん妄がひどくなってしまうのです。

図1-15 (p28) に示したような，ぼんやりしてしまう状態から昏睡状態までの意識障害では，せん妄のように行動をコントロールする必要はありませんので，ここまで紹介してきた抗精神病薬，抗不安薬，抗うつ薬などの薬剤を使用することは原則としてありません。むしろ，不要の薬を中止して回路を覆う霞の原因となっているストレッサーを除くことが唯一の治療です。

【参考文献】

1) 新・脳の探検（上）（下）：フロイド・E・ブルーム著　中村克樹，久保田競監訳，ブルーバックス，講談社, 2004.

　　　医療や看護を専門とする読者はそれぞれの専門領域での解剖

学，神経学などの専門書を参照してください。新・脳の探検は一般読者を想定したブルーバックスに収蔵されていますが，「専門外の人が専門書を読む」のに比較すると，この本はより多くの知識と理解をもたらしてくれるはずです。上巻では脳の構造と働きに関する基礎的な解説，感覚，運動，体内環境の維持機能に関する記述があり，下巻に，本書の主たる関心事である情動，記憶，学習，思考，意識などに関する解説があります。

2) ICD-10　精神および行動の障害：融道男，中根允文，小宮山実監訳，医学書院，1993

3) DSM-4　精神疾患の分類と診断の手引き：高橋三郎，大野裕，染谷俊幸訳　医学書院，1995

　　2）3）は現在，日本の精神科臨床の場で一般的に使われている，WHOによる診断基準（ICD-10）とアメリカ精神医学会による診断基準（DSM-4））のマニュアルです。ICDに関しては，身体疾患の分類も含めた厖大なマニュアルがあり，DSMについてはこの診断基準に習熟するためのさまざまな手引きや症例集があり，翻訳されているものもたくさんありますが，一般の方が，精神科の診断分類についてオリエンテーションを得るためには2）3）のような小さなマニュアルで十分だろうと思います。ただし，このマニュアルを使いこなして，実際の診断をするためには，訓練を受けた精神科医による正確な症状記載，アセスメントが前提条件であることを忘れないで下さい。マニュアルにある「以下の7つの症状の内，3つ以上」などという記載を目の前にいる患者さんに当てはめ，素人診断することは無益で

あるばかりでなく，しばしばきわめて有害なことです。

4) 精神薬理学エッセンシャルズ　神経科学的基礎と応用：ステファン・M・スタール著，仙波純一訳，メディカル・サイエンス・インターナショナル，1999：は，本書を執筆するに当たって多くの示唆を得ました。医学，薬理学などの専門家でないと理解が難しいかも知れませんが，無味乾燥な事実を列挙しただけの専門書ではありません。

5) 小精神医学：加藤伸勝著，金芳堂，1987年初版，2001年改訂：ICDの診断基準に準拠した本です。一人で執筆しているために全体のコンセプトがよく統一されています。非常に信頼できる本で，特に索引が優れています。精神科医以外の医師，あるいは医学書を読むのにあまり抵抗がない程度の知識がある方のレファレンスブックとして，小振りながら調べものをする時とても便利です。外国語の専門用語を調べる時にも便利です。

6) カプラン臨床精神医学テキスト第2版：サドック&カプラン著，井上礼一，四宮滋子監訳，メディカル・サイエンス・インターナショナル，2004：電話帳のような大きい本です。DSM-4の診断分類に準拠して書かれたレファランスブックで通読する本ではありません。精神科の医師以外なら百科事典のように使えばいいので施設に1冊あればよいという本です。

第2章　老年期に見られる精神の病的状態の理解と対応（認知症を除く）

A. 老年期に見られる精神の病的活動

　第1章では，精神活動の異常を，神経の回路・スイッチモデルを使って説明しました。さて，回路の異常は，一過性にスイッチの異常が起こったり，回路全体に霞がかかったために生じる一時的な機能の障害である場合もあれば，神経細胞や神経線維が破壊されたために生じる，非可逆的な機能の喪失である場合もあります。こうした異常がどうして起こるか，それに対してどう対応していくかについて語るのがこの章の目的です。

　精神活動に関わる回路の障害の原因は，主として①遺伝子に規定された素質（素質因子），②生育期から現在までの心理・社会的環境（心理・環境因子），③脳の物理的損傷（器質因子）の3つの要素が複合して起こります。たとえば，統合失調症は，一卵性双生児の一方が発症すると，残る一人も発症するリスクが非常に高まりますから，病気の発症に遺伝的な素質が関与していることになります。しかし，同じ遺伝子を持っている一卵性双生児でも，必ず二人とも発症するわけではないので，遺伝的素質以外にも統合失調症の発症を左右している要因があるはずです。統合失調症の患者さんの脳には，物理的な異常が発見されていないので③の物理的な損傷は関係していません。そうなると，②の心理・社会的要因が①の遺伝的素因と並んで統合失調症の発

症に関わっていると考えることができます。これに対して、アルツハイマー病では、脳の物理的な損傷が明らかですから、③の器質因子が強く関与しています。さらに、アルツハイマー病のリスクは、親族に同じ病気の人がいると高くなるので、①の遺伝的素質因子も関与している可能性があります。近頃では②の心理社会的因子もアルツハイマー病の発症に関与しているという意見もありますが、これは今のところはっきりしません。職場のストレスによって発症した不安性障害は、職場を変えることで一気に改善したりしますから、この場合は、②の心理・環境因子が関与しています。しかしながら、同じ環境にいても、発症する人と、元気でやり過ごす人がいるわけですから、①の素質因子の関与もありそうです。

　一方、脳を含む人間の身体にはホメオスターシスと呼ばれる不思議な機能が備わっています。これは、簡単に言ってしまえば、人間の身体の状態を一定に保とうとする機能のことです。たとえば、人間の体温は、寒い冬でも暑い夏でもほぼ一定で36℃台に保たれています。これは、身体に備わったホメオスターシス機能が、外気温にかかわらず、体温を一定に保つサーモスタットのような働きをしているからです。このホメオスターシス機能は、脳の中で起こる異常にも対応して、たとえば、不安を高めるための興奮系の回路が活動を始めると、抑制系の回路も活動を初めて、両者のバランスをとり、適切な行動ができるように調整します。上記の①、②、③のようなストレッサーが、脳内の回路に引き起こした反応を、コントロール可能な範囲内に押さえるために働くのもホメオスターシスです。そうして、このバランスが崩れた時、精神や身体の異常が起こります。たとえば、不安を抑制する

ための回路が十分機能しないと，不安が無制限に大きくなり，パニックを引き起こして日常生活を困難にするのです。

さて，この本で取り上げるのは，老年期の精神疾患です。若い時から統合失調であった人が，そのまま，本質的な回復ができずに老年期にいたる，20歳代から躁うつの波繰り返して70歳代に至る，ということもあるわけですが，本書では，老年期になって初めて生じた精神の疾患を主たるテーマとして検討をしていきます。図2-1に老年期の精神疾患と，若年の精神疾患を比較して，発症のメカニズムを図示しました。人間の脳は，60歳を過ぎる頃から老化現象を起こします。神

若い時

① 素因　② 心理・環境因　③ 器質因

ストレッサー

バランスが崩れると精神症状が起こる

ホメオスターシス機能
ストレッサーの大きさに応じて増減してバランスを保とうとする

老年時

① ② ③

④ 老化による器質因が重りになる

バランスが崩れやすくなる

ホメオスターシス機能がほころび，ストレッサーに対応しにくくなる

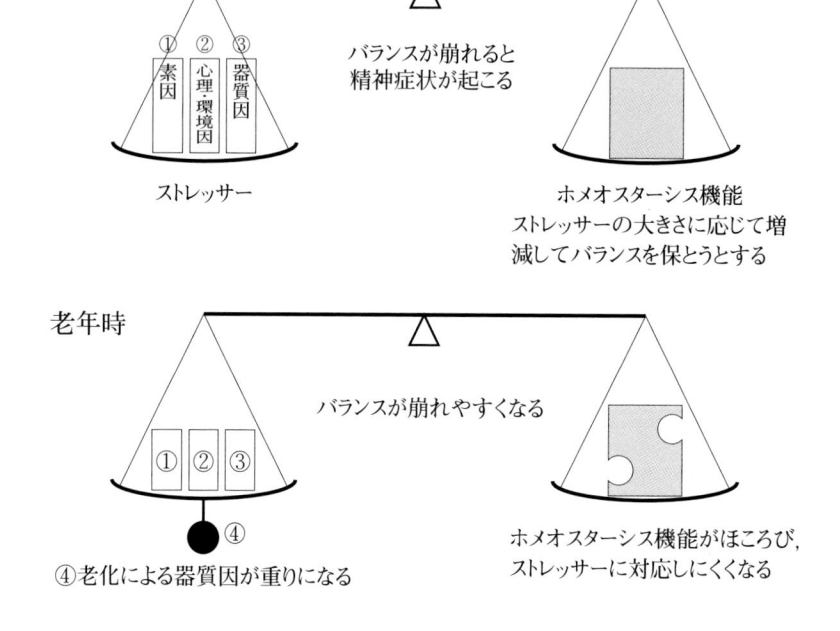

図2-1　精神症状発症の天秤モデル

経細胞が少しずつ死んでいき，回路のあちこちにほころびが起こります。しかし，正常な加齢現象の場合，ある機能がスポリと抜け落ちるような神経細胞の死に方はしません。むしろ今まである機能を10の回路が担っていたのに，それが8つの回路になり，6つになりというような変化を起こします。したがって，ある精神機能が完全に抜け落ちるということは少ないのですが，今まで簡単にできていたことが，注意を集中してがんばらないとできなくなったり，10年前には5分でできたことが1時間かかったりといった能力低下が起こるのです。老年期にいたって幻覚・妄想性障害を起こす人は，必ずしも，認知症のような明らかに病的な脳の器質的障害を持ってはいません。しかし，若い時にはもっと大きなストレッサーにも耐えられたのに，なぜ，今は耐えられないで妄想や幻覚を起こしているのかといえば，脳の老化によって，ストレスに対する耐性が下がっているからと考えるのが妥当です。つまり，**図 2-1**（p34）のように，老年期の精神疾患には，若年期なら存在しなかった脳の老化という，器質的障害が潜在的な発症要因として関与していることになります。

　もう一つ，老年期の精神疾患や身体疾患を考える時重要なことは，ホメオスターシス機能の低下です。若い大学生ななら，真夏に校庭でサッカーをしても大丈夫ですが，高齢者は，真夏の日中に買い物に出ただけで熱中症になってしまうことがあります。これは，外気温に抵抗して体温や体内の状況を一定に保つためのホメオスターシス機能が劣化しているためだと考えることができます。

　したがって，老年期の精神障害を考えるときは，若い人なら機能性の精神疾患と考えて良いような病態であっても，器質的な脳の老化を

考えに入れておかないと，診断を誤ったり，治療方法が不適切になったりします。

B. 老年期のうつ病，その理解と対応

1. うつ病の臨床症状

うつ状態というのは，ひと言で言ってしまえば元気がない状態が続くことです。国際診断基準は，『抑うつ気分，興味と喜びの喪失，活力の減退による易疲労感の増大や活動性の減少』を典型的なうつ状態の症状として記述し，さらに，うつの一般的症状として，a) 集中力と注意力の減退，b) 自己評価と自信の低下，c) 罪責感と無価値感，d) 将来に対する希望のない悲観的な見方，e) 自傷あるいは自殺の観念や行為，f) 睡眠障害，g) 食欲不振の 7 つの症状が列挙されています。

国際診断基準（ICD-10）は，躁病やうつ病を感情障害という疾患群にまとめて整理しています。国際診断基準の感情障害には，うつ病や躁病が 1 度だけ起こる『うつ病エピソード（躁病エピソード）』，一定の寛解期をはさんで繰り返し起こる『反復性うつ病性障害（反復性躁病性障害）』，うつ病と躁病を繰り返す『双極性感情障害』，軽いうつ病が長期間遷延する『持続性感情障害』が含まれていますが，精神医学的な診断基準を知っていただくことは本書の目的ではないので，ここでは，老年期に起こってきたうつ病についてお話をしましょう。

2. 老年期のうつ病の特徴

老年期のうつ病には，いくつかの特徴があります。**表 2-1** を見て下

表2-1 老年期のうつ病の特徴

(1) 発症の引き金になるライフイベントが同定できることが多い
(2) 身体的愁訴が多い
(3) 不安焦燥が強い
(4) 仮性認知症をともなうことがある
(5) 自殺企図が既遂になりやすい
(6) 妄想をともなうことが多い
(7) 症状が遷延しやすい

さい。第一には，発症の引き金になるライフイベントとの関連が深いということです。

　精神医学を専門にする人以外，つまり，世の中一般には，うつ病というのは心理的なショックが原因で起こると考えられており，精神科の外来を，うつを主訴として受診される患者さんやそのご家族は，会社でのストレス，家庭内でのストレスなどを一所懸命話して下さることが多いのですが，実は，若い方のうつ病発症と，心理的にショッキングな出来事というのは，一般に思われているほどには因果関係が強いものではないのです。

　「仕事がきつくて業績が上がらず，上司に叱責されたことがきっかけでうつになった」とおっしゃる患者さんの中には，「うつ病になったために仕事ができず，心配された上司に励まされたら，ますます，うつ状態がひどくなった」という方も少なくないのです。

　これに対して，老年期になって初めてうつ病を発症する人の場合は，親族や同世代の人の死，仕事からの引退など社会的な役割の急な喪失，否応なく自分の能力の低下に直面しなければならないような出来事等々が引き金になって発症したとしか考えられない場合が少なくあり

ません。つまり、若い時代に発症するうつ病は、素質のような生物学的な要因のために発症することが多いのです。これに対して、老年期に初めてうつ状態を発症する人は、うつ病になりやすいという素質が必ずしもあるわけではなく、**図 2-1**（p34）に示した、ホメオスターシス機能の低下、脳の器質的老化などのために精神のバランスを崩しやすく、ショッキングなライフイベントや個人的体験をきっかけにしてうつ病を発症すると考えることができます。ただし、このストレス耐性の低下には、個人差があって、高齢者一般について、若い人より「精神的に脆弱である」という事実はありません。

老年期のうつ病の第二の特徴は、身体症状の訴えが多いことです。頭痛、めまい、肩こりなどの不定愁訴から、口の中の異常、医学的には説明できないような身体の特異的な症状まで、さまざまな身体症状を執拗に訴え、病院巡りをし、どこに行っても正常と言われ、家族が振り回されることもまれではありません。

第三の特徴は、不安、焦燥が激しく、一般の人の目には、とてもうつ状態とは思えない不穏、興奮状態を呈することが珍しくないということです。こういう状態が激しくなると、激越うつ病と呼ばれます。

第四には、記憶障害などが強く自覚され、客観的にも認知症と区別しにくいような状態（うつ病性仮性認知症）になることがあるという点です。うつ病による認知症のような状態は、うつ病が良くなれば回復しますが、うつ病性仮性認知症を経験した人は、将来、本物の認知症になりやすいということが知られています。

第五には、高齢者の場合、うつ状態の結果、自殺が企図されると既遂に至りやすいということです。自殺は、若い人のうつ病でも見られますが、

若い方の場合，未遂に終わることも多いのです。これに対して，高齢者の自殺企図は，縊死，列車への飛び込みなど，助かりにくい方法を選ぶこと，身体の抵抗力や機敏さがないので，若い人なら助かったかも知れない自殺企図で死んでしまうというようなことのために，既遂に至りやすいという特徴があります。老年期のうつ病における自殺は，不安，焦燥などが高じて起こることもありますが，私の経験では，冷静に，落ち着いて万全の準備をして決然と自殺を図るというようなタイプの患者さんもあり，予防することが難しい場合も少なくありません。

　第六の特徴は，妄想を伴いやすいことです。「自分には財産もお金も何もないから入院しても医療費を払えない」と信じ込む貧困妄想や，「自分は罪を犯した人間だから世話をしてもらうに値しない」という罪業妄想，あるいは，「自分には肛門がないので何年も排便がない。だから，これ以上食べると死んでしまう」というように，身体の一器官がないという不思議な妄想もあります。

　第七の特徴は，遷延しやすいということです。若い人のうつ病は，数ヵ月で大抵回復しますが，高齢者の場合，数年の経過を経て回復することも珍しくありません。

3. 老年期のうつ病治療と対応

　老年期のうつ病の診断は，簡単なことではありません。図 2-1（p34）を思い出して下さい。素質因子，心理的・環境的因子に加え，脳の器質的な状態をよく調べなければなりません。さらに，老年期のうつ状態の陰に，重篤な身体疾患が隠されていることもあるのでそうした精査も必要です。さらに，うつ状態が認知症の始まりであったり，脳血

管障害の後遺症であったりすることもあるのでこうした意味での検討も必要です。したがって，老年期のうつ病への対応としてまず重要なことは，専門医の診察を受けるということです。

　さて，うつ病が認知症の始まりや，身体疾患の症状ではないということが確認できたら，精神医学的な治療を行います。治療の内容としては，まず薬物療法です。第1章でお話しした抗うつ薬を主体として，症状に応じて他の向精神薬を併用していきます。これと合わせて精神療法を行いますが，周囲の人は，精神科医の意見を聞いて，その時々に適切な対応を心がけなければなりません。うつ病患者は励ましてはいけないという原則は，老年期のうつ病についても間違いではありませんが，老年期の患者さんには個人差が大きく，うつ病の原因もさまざまな因子が複雑に絡み合っていることが多いので，いつも同じ方法が通用するわけではありません。また，うつ病の時期によっては，励まして背中を押してあげれば早く良くなるということもあるのです。うつ病の医学的治療の第三は通電療法です。かつては，電気ショックと呼ばれた方法で，一時，非人道的な治療として排斥されましたが，現在では，全身麻酔下に，改良された方法で安全に行われています。特に，自殺念慮が激しい場合，抗うつ薬より早く効きますし，効果も明確です。

　繰り返しますが，老年期のうつ病が疑われる患者さんを見たら，素人判断を避け，まず専門家の診断を受ける，さらに，専門家と相談しながら適切な対応を行う，焦らず，年単位の時間をかけて治療するということが重要です。

C. 老年期の幻覚・妄想，その理解と対応

1. 老年期の幻覚・妄想症状

　若い時に発症した統合失調症の患者さんが歳をとっても同様の症状を続けている場合の対応は，統合失調症に対する従来の治療を続けることになりますから，ここでは敢えて触れません。認知症による外界認知の障害が妄想的に解釈されている場合，意識障害による幻覚などについては，それぞれ，第3章や本章の第5項で述べます。そういうわけで，この項で取り上げるのは，老年期に発症した，認知症を伴わない幻覚や妄想です。

　図2-1 (p34) の天秤モデルは，ここでも有効です。老年期に発症する幻覚や妄想には，遺伝的な素質，その時その場の心理的環境的要因，脳の加齢現象に加え，聴力や視力の低下などの感覚障害や，身体状況や服用している薬物の影響などさまざまな要因が重なって起こります。かつては，「老年期妄想症」，「老年期幻覚症」，「遅発性パラフレニー」など，老年期に特有の病名で若年発症の病気と区別していましたが，現在の精神医学では，何歳で発症しても，妄想が主なら妄想症，幻覚が主なら幻覚症，統合失調症の症状があれば統合失調症と診断します。この他，脳の器質的な病変が明らかな時は，脳器質性妄想症，脳器質性幻覚症，といった診断をしますが，老年期に初めて発症する精神症状の場合，図2-1 に示したように，正常加齢による脳の器質的変化が関連しない場合はほとんど無いと言えます。さらに，認知症のない幻覚や妄想，といっても厳密に調べてみると，認知症というほどではなくても，何らかの認知機能の低下を伴っている場合が少なくありません。

加齢現象と関連の深い幻覚や妄想について少し触れておきます。老年期に起こりやすい妄想としては，被害妄想，嫉妬妄想，被毒妄想，体感幻覚を伴う妄想などがあります。いずれも，若い統合失調症の患者さんにも見られる症状ですが，老年期に起こるこれらの妄想とは，加齢による身体的変化や社会心理学的環境の問題などの関与が大きく，症状の形成にもそうした要因の直接の影響が見られます。たとえば，性的な機能が減退したのに性欲は残っている男性が，自分の妻が化粧して外出をするのを見て「どこかに男がいるのではないか」と疑い，それがやがて確信に変わるような場合です。これは嫉妬妄想ですが，奇想天外な妄想と言うより，何となく，心理的にさもありなんという了解が可能です。この他，アパートの隣人が毒薬を部屋に注入するために心臓が痛いと訴える，一人で心細く生活している女性の体感幻覚（医学的に根拠のない心臓の痛み）を伴う被害妄想なども心理的に了解できます。

老年期に起こりやすい幻覚には，幻聴，幻視，体感幻覚などがあります。若年期に発症した統合失調症の幻聴は，しばしば，自分に対する批判的な複数の人の会話であったり，心の中で対話ができるような対話型の幻聴であったりします。老年期の幻聴は，時として，聴力低下と関連し，耳鳴りが続き，やがてそれが物音に聞こえるようになり（要素性幻聴），よく聞き取れないけれど，誰かがこそこそ話し続けているといった言語性の幻聴に発展したりします。幻視は，睡眠に入る前後，あるいは夜中に覚醒した時など，覚醒水準が下がった時にしばしば起こります。こういう場合，意識がぼんやりしているために，実際にある壁のシミを生きている人間と見誤る錯覚との厳密な区別はし

ばしば困難です。多彩な体感幻覚は，老年期の幻覚の特徴といえます。歯が浮く感じや，唾液分泌の異常，医学的に説明のつかない異常感覚など，口腔内の異常知覚，体表の痛みなどの異常な体感，あるいは，重篤な身体疾患に違いないという心気妄想と結びついた身体の痛みなどがしばしば見られます。

2. 老年期の幻覚・妄想の治療と対応

先に述べたように，老年期の幻覚や妄想は，さまざまな要因が重なって起こります。図2-1（p34）の秤モデルに示した素質因子，心理・環境因子，器質因子に留まらず，身体疾患による体内環境の変化，薬物の影響などが複雑に絡み合って，さまざまな症状を形成します。うつ状態同様，こうした症状の場合も，精神科の専門医を受診し，正確な評価に基づく診断を得，それに基づいて，治療のストラテジーを立てる必要があります。

若年発症の統合失調症に伴う妄想には，心理的な了解が困難なものが少なくないため，比較的簡単に，それが妄想であることに気づきますが，老年期の妄想では，先に述べたように，状況から推測してさもありなんといった内容の妄想が少なくないので，時として，患者さんが語っていることが妄想なのか真実なのかがよく分からないことも珍しくありません。患者さんの訴える被害妄想を真に受けて，家族の気持ちを傷つけてしまったり，本当のことを訴えているのに，周囲の人の「妄想です」という言葉を簡単に信じてしまったために重大な虐待を見逃してしまったりということもめずらしくありません。私も，20年近く前，「被害妄想が激しくて，家族が暴力を受けて危ない」という

息子の訴えを信じて入院させたら，実は，父親を家から追い出そうという息子の嘘であったことが後で判明して冷や汗をかいたことがあります。

　高齢者のケアに関わる専門職は，先入観を排し，自分の立場が中立的であるかどうかを常に評価しながら，複眼的な視点から問題を捕らえる力が必要ですが，多忙な仕事の現状ではそれにも限界があります。したがって，状況がよくわからないケースについては，できるだけ複数の職種が関わって，情報を共有しながら高齢者とその家族，周囲の人々を立体的に把握できるよう意識的に努力する必要があります。「この患者さんを守るのは私だけだ！」といった個人的な思い入れや，「患者さんの一番近くにいて一番よく知っているのは私たちヘルパーだ」いった職種エゴは，せっかくの社会資源を無駄にするどころか，はた迷惑で結局大切な患者さんにも不利益をもたらす行為です。

　幻覚や妄想に対する評価，診断が決まったら，それへの対応は，薬物療法，身体的なケア，心理的なサポート，環境調整など，総合的なものでなければなりません。医学的には全く同じ症状，同じ状況であったとしても，高齢者の場合は，個人的な状況，環境の違いなどによって治療目標も変わり，治療手段も変化します。たとえば，同じような被害妄想があっても，近所に迷惑がかかるわけでもなく，生活自体はそこそこにできている単身の高齢者であれば，服薬管理が心配な薬物療法を強行するより，まず，心理的サポートをして不安を除くというケアが優先するでしょうし，家族が一緒に住んでいて，妄想に基づく言動が家族を苦しめているが，一方で，確実に服薬管理ができそうだというなら，短期的に効果が期待できる薬物療法を優先すべきです。

施設で暮らしているのか，在宅か，合併症の急性期病棟にいるのか，どの程度の能力があり，患者さん自身が幻覚や妄想についてどう思っているのかなど，さまざまな情報が集められ，吟味されなければ適切な対処の方法は決められません。

　薬物療法以外でも，専門的なカウンセリングは，心理カウンセリングの訓練を受けた臨床心理士や精神科医の仕事です。訓練を受け，十分な経験を積んでいても，心理カウンセリングには，病気の時期や周囲の状況によってやって良いときとやってはいけないときとがあります。まして，専門的な訓練や経験のない職種の場合は，治療的な介入は敢えてしないという配慮がまず重要です。

　妄想や幻覚に対する対応の原則は，否定も肯定もしないということですが，これが言うは易く行うは難しです。頭から否定すれば，相手はそれ以上話してくれなくなり，必要な介入の時期を見逃す可能性がありますし，迎合して話を合わせると，幻覚や妄想を助長することになりかねません。私自身は，診察室の中で，まず，「それは，本当に起こっていることで，間違いないことですか」と正面から聞きます。患者さんが，「そうです」と言ったら，それ以上コメントしませんが，「先生はどう思うのですか？」と聞かれたら，「僕はいわゆる妄想という思いこみだと思いますが，あなたはそうは思えないのですよね？この問題は確かめようがないのでとりあえず，脇に置いておきましょう。あなたにとっては真実かも知れず，僕にとっては妄想のようだということで」という風に，正面衝突を避けながら，自分の考えもはっきり示しておきます。次の回からは，「例の話はどうなりました？」という風に切り出し，相手の話を聞きます。私の意見を求められたら何回で

も，軽い調子で「妄想だと思うが，確かめようがないから真偽については議論しない」というステートメントを繰り返します。妄想や幻覚を理詰めで説得しても無意味です。言われれば言われるほど，相手も頑なになり，妄想の弱点を補ったり，幻覚に合理的な説明をしようと知恵を絞りますから，逆効果です。生活に支障がないなら，幻覚や妄想のような話は専門家のところでするようにと話して，もっと現実的な話をするというのも混乱を避ける手ではありますが，こちらが困って別の話に逃げている，という印象を与えると，これもまた信頼を損ないます。幻覚や妄想の話で，どうして良いかわからなくなったら，「申し訳ないが，その話は，私にはわからない。どうしてあげればいいのか本当に困ってしまった」と率直に白旗をあげ，その上で，「安心して暮らすために，今，私にできることはないですか？」というようなアプローチをしてみましょう。自分の不安や困惑を押し殺すと，態度が不自然になってますます自分が混乱します。どうしても，自分の困惑や不安をコントロールできないときは，そういう，自分自身の心の在り方を専門家と相談しましょう。もう一度，図 2-1（p34）の秤を思い出して下さい。相手の秤には，病的なお皿に「脳の器質的老化」という重りがあり，反対側のお皿のホメオスターシスには欠けたところがあります。治療チームの一員であるあなたには，（普通の場合）脳の器質的老化という重りはありませんし，健康なホメオスターシスがついているはずです。あなたの患者さんの心理状態を改善するより，あなた自身の心理状態を改善する方がずっと簡単なのです。

　幻覚，妄想への対応で難しいのは，ケアチームの一員が妄想の対象になったり，あの人の声が聞こえてくるなど，幻覚の誘因になってい

る場合です。第3章で述べるアルツハイマー病におけるものとられ妄想のようなものを除くと，こういう場合，あまり，頑張らずに，可能なら早めに別の人と交代したり，チーム内で役割を交代して，妄想や幻覚に巻き込まれた人自身も，患者さんも無用なストレスを受けないように配慮する必要があります。スタッフを変えても，同じような妄想が繰り返し引き起こされるようなときは，専門医を含めたチーム内で，もう一度，症状のアセスメントや，症状の原因について再検討してみる必要があります。被害妄想のように敵意をもたれる妄想は言わずもがな，恋愛妄想のような，好意を抱かれる妄想でも，自分が対象となっている妄想に，冷静に対処することは精神医療の専門家にとっても非常に難しいことです。幻覚，妄想は抑うつ気分などと比較して，病理的な色彩の濃い症状ですから，一人で抱え込まず，追い込まれてにっちもさっちもいかなくなる前に，余裕のあるうちに対応するということが原則です。

　心理的な問題だけでなく，独居であることや，近隣の状況の変化，経済状況の悪化なども幻覚や妄想の原因になります。環境や生活・経済状況を変えることで問題が解決するなら，本人にとっても，ケアチームにとっても一番楽ですが，「環境が変わる」ということ自体がストレッサーになるということも忘れないようにしましょう。ただし，「お年寄りは，環境を変えない方がよい」という原則に縛られていると，介入の機会を逸します。環境を変えることが悪いのではなく，環境の変化に適応できるようにケアしないのが悪いのです。環境の変化がストレッサーになるという予測の下に，あらかじめ，新しい環境への適応を促すケアを計画し，起こりうる不適応状況に対する対応を準備し

ておけば，たいていは何とかなるものです。独居からホームへの住環境の変更などは，いずれ必要になるなら，早いほうが適応しやすいし，本人の意思も活かしやすいと思います。

　アセスメントの結果，薬物療法が必要だということになったら，抗精神病薬を中心として用います。薬物の内容については，精神科医の仕事ですから，ここでは詳しく述べません。しかし，抗精神病薬には，第1章で述べたとおり，パーキンソン症状始めさまざまな副作用がありますし，高齢者の場合，ごく少量で効果が出すぎて過鎮静と呼ばれる何もしない状態になってしまったり，一日中寝ているような状態になることもあります。もちろん，こうした副作用を最小限にするために，精神科医は細心の注意を払うべきですが，精神科で用いる薬剤は，元々，その効果が人によって大きく違うという特徴があることに加え，高齢者の場合は，身体機能の個人差が大きく，さらに，水分摂取の量や外気温，運動量など些細な事柄が身体内の環境に大きな影響を与えるために，これらの副作用を完全に抑えることは不可能です。抗精神病薬による治療を始める場合，ケアチーム内に薬物療法の必要性に関する合意がないと，こうした副作用が起こった時，チームが動揺し，患者さんに対する態度が揺れて，治療に悪影響を及ぼします。

　妄想に対する薬物療法の可否は，妄想が本人や周囲に与える影響の大きさと，薬物療法の効果の見込みによって決まります。経験のある精神科医であれば，抗精神病薬の効果は，妄想の内容や病歴，家族歴によっておおよそ見当がつくので，この二つの問題は実はほとんど1つの問題に収斂します。一般に，心理的に十分了解ができるような単純な内容の妄想で，その妄想が単純な内容のまま終始するなら，**図2-**

1（p34）の秤モデルのうち，心理・環境因子の役割が大きいと考えられます。この場合は，危険のない妄想なら，心理的な支援だけで乗り切れることも多いのです。一方，妄想がどんどん発展する，つまり，最初は単純な被害妄想や嫉妬妄想だったのに，ストーリーがどんどん発展し，複数の人を巻き込み，さらに本人の行動を支配するようになっていく妄想の場合は，秤モデルの中の素質因子が果たす役割が大きいと考えられます。こういう場合は，抗精神病薬を早めに使わないと妄想がどんどん発展して予想もしていなかった危険な事態を招来するおそれがあります。こういう素質は，**図1-6**（p14）で説明したドパミンを神経伝達物質とする興奮系回路が活発になりやすいという生物学的特徴と関連しているので，抗精神病薬が効果を上げる可能性が高いのです。この他，脳の器質的な老化の程度，薬物管理をする家族の有無などを考慮して薬物療法の是非を決めます。繰り返しになりますが，精神科の薬物に限らず，高齢者に薬物を使用することは，そのこと自体が1つのリスクですから，薬物療法を始める前に，本人，家族は言うまでもなく，ケアチーム内で治療法に関する疑問を無くしておく努力が重要です。医師が処方した薬について，ホームヘルパーが，「ああ，この薬，強い安定剤で危ないんですよね」などと言ってしまったら，治療は絶対うまくいきません。

　幻覚に対する薬物療法についても，原則は妄想に対する治療と変わりません。ただし，妄想を伴わない幻覚の場合，意識障害との関連が問題になることが多く，幻覚自体はたわいのない内容でも，その陰に深刻な身体疾患が隠れていたりすることも珍しくありません。身体的なスクリーニングを含めて正確なアセスメントが重要です。幻覚と妄

想が互いに補強しあっているような場合は，おおむね妄想に関する薬物療法の原則に準じます。

D. 老年期に起こる神経症性障害の理解と対応

　国際診断基準（ICD-10）では，恐怖症性障害，他の不安障害，強迫性障害，重度ストレス反応および適応障害，解離性（転換性）障害，身体表現性障害，他の神経症性障害を，神経症圏の疾患として定義しています。神経症とは何か，といった議論を始めると，きりがないので，ここでは，第1章で説明した不安を基礎にした症状だという程度の認識で構いません。若い時から，不安性障害だった人がそのまま年を取れば，高齢者の不安性障害ということになりますが，ここでは，主として，高齢にいたって発症する神経症性障害を中心に解説します。

　高齢期にいたって起こる神経症性障害としては，身体の病気を過度に心配する心気的傾向を伴う，不安と抑うつの混合状態のような病像が最も多く見られます。心気的傾向が強まれば心気妄想，抑うつ感が強まればうつ病です。ここでまた，図2-1（p34），秤モデルを思い出して下さい。若い人の神経症の場合，器質的な要因はほとんど関与せず，元々の神経質な性格傾向と，心理・環境的な要因が重なって神経症性障害を起こします。これに対して，高齢にいたって初めて発症する神経症性障害の場合，秤の下に重りになっている正常加齢という器質的要因に加え，より，病的な脳器質性の要因が加わっていることが珍しくありません。そのため，神経症性障害といっても，心気妄想や，うつ病など，他の精神疾患との境界が曖昧になりやすいのです。たとえ

ば，神経症になりやすい性格の形成には素質因子の影響が強いと考えられますが，高齢者の場合，性格そのものが，脳の器質的な変化によって若い時とは異なっていることがめずらしくないので，高齢になって神経症性障害を起こす人の性格は，持って生まれた素質によって規定されているだけでなく，老化という器質的な変化を基礎とした性格変化としての側面もあることを理解しておく必要があります。

　こうした，発症要因の特徴のために，老年期に発症した神経症性障害の対応も，原則は，ここまでお話ししたうつ病や幻覚・妄想と同じです。まず，正確なアセスメントと診断，生活状況など，1人ひとりの個別な状況に配慮した治療法の選択です。老年期の神経症性障害の特徴として，主観的な不健康感，孤独感がリスクとなるといわれていますが，ここで重要なことは，神経症性障害の発症について有用なのは，客観的な身体状況や，人的ネットワークの濃淡ではなく，本人が主観的にそれをどう捉えているかという点だということです。本人が身体の具合が悪く，孤独で誰も頼れないと思いこんで不安が神経症的な水準まで達しているときに，身体検査の結果が良いことや，インフォーマル，フォーマルを問わず人的ネットワークが充実していることを理由に，本人の不安が不合理であると説得しても，何の解決にもなりません。むしろ，もし，こういう説得で何とかなるなら，その不安は神経症的な水準まで達していないということになります。老年期に身体の不調に対する過度の不安や，漠然とした不安感，孤独感などを不合理なほど強く訴える神経症の患者さんに対する対応は，まず，相手の不安，心配を受け入れるということです。「何も異常な所見はないのに，なぜ身体の不調を訴えるのだろう」という所から始まると，「検

査の結果は異常なしなのであなたは元気です。あなたの心配には根拠がないのだから安心して下さい」ということになります。これでは，患者さんの方で，この人に話をしても仕方ない，という気持ちになってしまいます。そうではなくて，「あれだけ検査をしても何も見つからないのに，これほど体調に不安があるのはなぜだろう。こういう状態で，一人暮らしをするのはどんな気持ちだろう」という姿勢で話に耳を傾けることで，患者さんとの間にコミュニケーションの土壌が育ちます。ただし，これは，患者さんの言うなりに，なん度でも精密検査を受ける手伝いをする，というようなことではありません。心配でしょうが，また病院に行っても同じことを言われるでしょうから，もう少し間をおきましょう，というような現実的な対応をします。ここでも，無理な理屈で相手をやりこめたり，出任せを言ったりするのではなく，相手の視点から周囲を見る気持ちと，現実的な対応とのバランスを考えなければなりません。神経症のような症状を呈する高齢者は，自分の心配が不合理であることや，病院に行けば，また医者に嫌な顔をされるだろう，ぐらいのことは頭では十分わかっているのに，不安を抑制する回路が十分動かず（図1-8（p18）），気持ちや行動をコントロールできなくなっているのです。だから，ケアをするスタッフは，患者さんの視点を尊重しつつ，患者さんにはできない現実的な適応の部分を代行し，支えていくのです。

E. 老年期に起こるせん妄の理解と対応

　せん妄とは，意識障害の一種です。意識というものを医学的に定義

するのは難しいのですが，先に参考文献に上げた加藤伸勝先生の教科書では，「外界からの刺激を受け入れ，自己を外界に表出する心的機能」と定義されています。医学の分野で「意識」が問題になるのは，それが障害されたときです。脳外科を中心に身体医学の分野では，意識障害の程度を3－3－9度方式と呼ばれる方法で評価します。このスケールによれば，まず，Ⅰ＝覚醒している，Ⅱ＝刺激すれば覚醒する，Ⅲ＝刺激しても覚醒しない，の三段階に分け，各々をまた3つの段階に分けます。**表2-2** に，3－3－9度方式の概要を示しました。この分類は，主として意識の明るさに着目しています。これに対して，精神医学の分野では，主としてⅠの状態について，意識の内容に着目した分類をしています。つまり，精神医学で問題にするのは，覚醒してはいるけれど，さまざまな程度，さまざまな様態で，外界の認知や自己

表 2-2　日本コーマスケール JCS

Ⅲ　刺激しても覚醒しない
　　　300　全く動かない
　　　200　手足を少し動かしたり顔をしかめたりする
　　　100　はらいのける動作をする
Ⅱ　刺激すれば覚醒する
　　　30　痛み刺激で辛うじて開眼する
　　　20　大きな声，または身体を揺さぶることにより開眼する
　　　10　呼びかけで容易に開眼する
Ⅰ　覚醒している
　　　3　名前，生年月日が言えない
　　　2　見当識障害がある
　　　1　だいたい意識清明だが今ひとつはっきりしない
付　R：不穏　I：尿便失禁　A：自発性低下
　　　例　　30-R　3-I　3-A

の認識に混乱が生じている状態です。せん妄というのは，そうした意識障害の一種で，外見的には覚醒して，活発に動いているけれど，周囲の状況を誤って認識し，自分自身についてもきちんと把握できない，著しく混乱した状態を言います。簡単に言ってしまえば，肉体的には起きているけれど，精神的には夢を見ているような状態，病的な寝ぼけ状態です。

　これまで用いてきた回路モデルで考えてみましょう。これまでの回路モデルでは，単純に一つの機能を一つの回路で示してきましたが，実際の，私たちの思考，判断，行動は，たくさんの回路が関連し合ながら，理路整然と連動することによって初めて，合理的に行われています。私たちが前から走ってくる自動車を見て道を避けるという行動をする場合を回路モデルで考えてみましょう。私たちの目が自動車を見ると，脳の中で自動車の像を結ぶ回路が動きます。すると，これまで見たことのある似たような物を思い出す回路が働き，たとえそれが見たこともない車種だったとしても，自動車の一種だろうという判断をする回路が動きます。それから，道幅と自動車の大きさを比較する回路が動き，身の安全を守るための行動の選択肢を比較考量する回路が周り，最後に道端によけるという行動を命じる回路が動きます。せん妄というのは，脳全体に霞がかかり，普段は整然と関連しあって回転しているこれらの神経細胞の回路が秩序を失い，ある回路は暴走し，ある回路は動かないといった状態です（**図1-14**（p27））。たとえば，自動車が見えているのに，それがなんだか判断できなかったり，自動車であろうというところまでは回路が回っても，身の危険を避けるための判断が出来ずに突進して車にはねられたり，ちょっと避ければ済

むのに，恐怖に駆られて自動車から逃げるように必死でもと来た方に逃げるというような行動が起こります。外見的には，この間ちゃんと目覚めており，身体も機敏に動いているのに，状況判断と行動が合理的に結びつかないのです。せん妄の最中には，視覚や聴覚の刺激を理解し判断する回路も混乱し，壁のしみが人の顔に見えたり，小さな物音が大きな大砲の音のように感じられたりすることもあります。

夜間に起こるものは夜間せん妄と呼ばれ，外科手術の後でおこるものは術後せん妄と呼ばれます。これらは，睡眠覚醒リズムの障害や，手術のストレス，麻酔薬の影響などによって引き起こされるせん妄です。風邪薬に誘発されることもあるし，過労，脱水，高熱などで起こることもあります。つまり，せん妄は種々の身体的ストレスによって誘発される意識の障害です。したがって，せん妄は若い人でも，健康な高齢者でも起こりうることなのですが，認知症のように，元々，脳の神経細胞に障害がある場合は，せん妄のリスクが非常に高くなります。しかしながら，せん妄は，あくまで脳の神経細胞が形成する回路が一過性に機能不全に陥っている状態ですから，これがずっと続くことはありません。多くの場合，時間が経てばせん妄が始まる前の状態に近いところまで回復します。しかし，何らかの理由でせん妄が長びき，神経細胞や神経線維に器質的な損傷が起これば，やがてはJCS Ⅱ，Ⅲ（**表2-2**（p53））といった深い意識障害に陥って死に至ることもあります。

先に書いたように，せん妄は病的な寝ぼけ状態ですから，対応としては，眠ってもらうか，目を覚ましてもらうかどちらかということになります。しかし，実際には，せん妄が起こってしまってから眠らせ

たり覚醒させたりするのはかなり難しいことで，まずは原因を取り除くこと，さらには，そうした原因を近づけないという予防が大事です。そのためには，できる限り穏やかで変化のない環境を作ることです。病気や怪我による入院，介護者を休息させるためのショートステイなど，やむを得ぬ環境変化が起こる時は，せん妄が起こりうるものと思って事前に専門医と相談して，せん妄が起こった場合の対応を決めておくことです。日中の生活の工夫によって，睡眠覚醒のリズムを作ることも，せん妄の予防に役立ちます。具体的な方法は，この章の最後の睡眠障害に関する項（**第2章G**）で触れています。興奮が激しく，眠ってもらうことも，はっきり覚醒させることも難しい時は，とりあえず，明るく安全な場所で，刺激せぬよう穏やかに対応することです。物理的に拘束したり，狭い場所に隔離したりするのは，ますます興奮させて本人を消耗させます。繰り返しますが，そういう事態にならぬように事前の準備と周囲の人の心構えが重要なのです。

　薬物療法については第1章で述べました。せん妄状態は，身体の感覚も薄れていて，疲労や倦怠感を感じにくいので，何日も続いて対応が難しい時は，躊躇無く専門医と相談して薬物療法に入るべきです。いずれにしろ，相手は夢の中ですから，説得して静かにさせようなどと思っても無理なことです。せん妄状態になると，普段とは別の人格のようになり，意識が清明な時には絶対しないような暴力が起こることもあります。機を失すると，介護者が疲弊するのみならず，患者さん自身の生命にも関わる事態になります。

F. 老年期に起こる性格の病的変化，その理解と対応

1. 加齢に伴う性格変化はどうして起こるか

　性格とは何かということを定義するのは難しいのですが，個々人に特有な，知的な機能以外の精神の働き，その人の行動や思考の方向づけに影響するものの考え方，感じ方の特徴とでも言えばいいのでしょうか。高齢者の臨床をしていると，記憶や理解力などの基本的な認知機能には問題がないし，幻覚や妄想があるわけでもないのに，奇異な言動があって周囲が困るというような例に時々出会います。若い頃から，いわゆる性格障害があって，周囲とトラブルを起こし，自分も苦しい思いをしていた人が，そのまま歳をとるということもありますが，ここでは歳をとってから性格の変化が起こった場合について考えてみましょう。**図2-2**（p58）に性格の成り立ちと老年期の性格変化を図示しました。兄弟姉妹とか親子は似ていると言われています。これは，兄弟姉妹，親子がよく似た遺伝子を持っているからです。私たちは，生まれ出た時，先祖代々積み上げてきた遺伝情報を持って生まれます。この遺伝情報の中には，危機への対処の仕方とか物事の好き嫌いとか得意不得意など，先祖代々受け継いできた行動様式や思考様式のパターンも織り込まれています。これが性格の原型です。だから，山田さんの長男と次男はよく似ているし，斎藤さんの長男と次男も互いによく似ているのです。ところで，こうして持って生まれた性格というものは，必ずしも協調的で望ましいものばかりではありません。個体として生き延びるために，他の個体を押しのけようとしたり，種として繁栄するために他の動物種に対して攻撃的であったりします。そのま

F. 老年期に起こる性格の病的変化，その理解と対応

（誕生）　（幼年〜成長期）　（正常な老年期）

DNA

持って生まれた性格

しつけ・教育・経験のオブラートに包まれる

老化のブラックボックス

老成して円熟する

年をとって頑固になる

（老年期の性格障害）

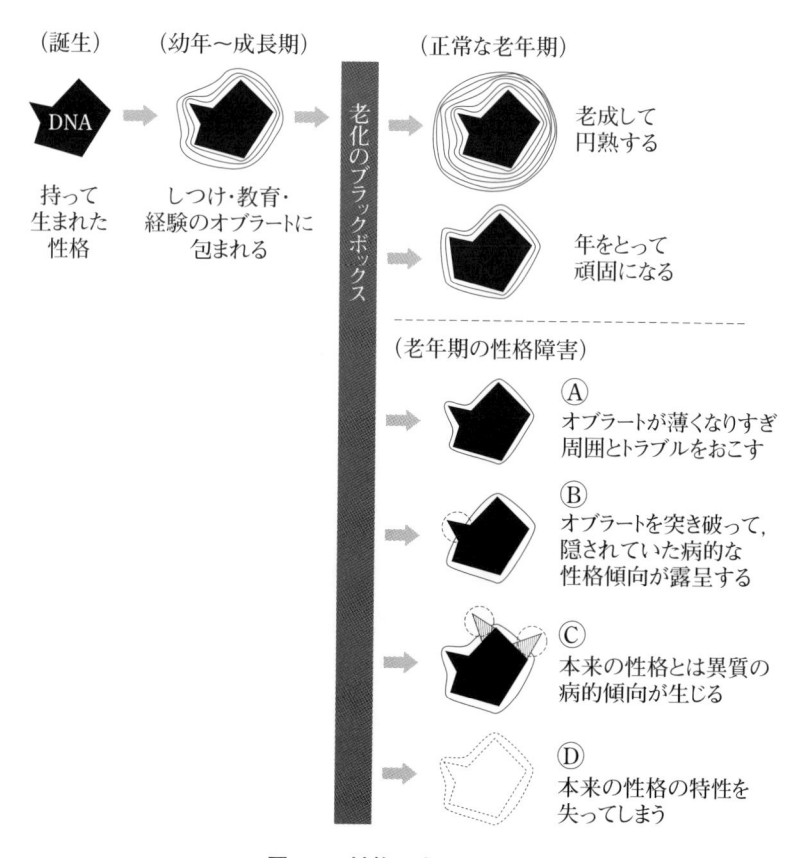

Ⓐ オブラートが薄くなりすぎ周囲とトラブルをおこす

Ⓑ オブラートを突き破って，隠されていた病的な性格傾向が露呈する

Ⓒ 本来の性格とは異質の病的傾向が生じる

Ⓓ 本来の性格の特性を失ってしまう

図2-2　性格の成り立ち

までは，人間の社会を上手に生きて行けないので，生まれ落ちた瞬間から，私たちの性格は，両親とのやりとり，同胞間の葛藤，幼稚園や学校でのよその子供たちとの交渉や教育，さらに，社会人となっても家庭や仕事の場で，さまざまなストレッサーに晒され，少しずつ変化していきます。しかしながら，生まれつきDNAによって規定された性格の本質が変わるわけではないので，こうした環境による変化は，

いわばごつごつした遺伝的性格を幾重ものオブラートで包むことに似ています。山田さんの長男と斎藤さんの長男，山田さんの次男と斎藤さんの次男をそれぞれグループにすると，長男同士，次男同士には共通した性格が見られることがあります。これは，異なった遺伝情報を持って生まれたにもかかわらず，長男という境遇，次男という境遇がそれぞれ，類似のオブラートを形成するためです。

　さて，オブラートが周囲の環境とのやりとりによって形成されるので，私たちの性格は，歳をとるにつれて少しずつ変化します。この変化は，壮年に達するまではたいてい，成長と呼ばれます。老年期になってますます円熟味を増せば老成と呼ばれますし，逆に，衰えれば老化と呼ばれます。老年期になると，社会的，家族的な役割が変化します。父として，母として，家族を守り，子供を育てる役割から，子供に心配され，場合によっては世話を焼かれる立場になります。子供のいる複数世代世帯から，夫婦だけの単一世代の世帯，さらには単身世帯になります。仕事をしていた人の場合，職場の第一線から退くことによって社会的役割が一瞬の間に劇的に変化することもあります。身体の変化も生活の様態を変え，社会活動へのコミットを変化させます。こうした変化を，自然に上手に受け入れることができる人，できない人がいます。加齢による心身の変化に身を任せる人もあれば，変化に抵抗する人もいます。それでも，年月は全ての人の上に平等に過ぎていきます。職業的社会活動，家庭内の子育ての役割など，外的に規定される要件の少ない高齢期では，生き方もさまざま，同じ経験に対する感じ方もさまざま，そのために，高齢期の性格の変化もさまざまになります。生まれ落ちた時から積み重ねてきたオブラートをますます

厚く重ねて，円熟する人もいれば，社会の規制から離れて，オブラートを脱ぎ捨て，持って生まれた性格の地金が出てくる人もいるわけです。

2. 老年期に見られる性格の病的変化

精神医学の分野で，性格障害とか人格障害とかいうときは，人格の偏奇があり，それが本人の主観的苦痛になるか，社会的な機能の遂行上障害になる程度になっている場合を指します。性格が形成される青年期までの間にできあがっている性格障害と比較しながら，老年期に起こる性格障害のメカニズムを考えてみましょう。ただし，アルツハイマー病や前頭・側頭型認知症に伴う性格変化のように，脳の粗大な器質的変化との因果関係が明確な性格変化はここでは除外します。

さて，図 2-1（p34）をもう一度見て下さい。老年期になって起こる性格障害にも，この章の最初に示した老年期の精神障害の発症一般に関する原則的メカニズムが働いています。つまり，老年期の性格障害にも，精神障害一般と同様に，生物学的変化，社会的役割の変化，家族構造の変化など，老化に伴う一般的基盤を想定すべきだということです。

生物学的老化は，脳や身体全般に及びます。CT や MRI，SPECT など，現在一般的に行われている脳画像検査所見では，「年齢相応」と診断される人の脳でも，若い時と比べてみれば必ず老化に伴う器質的障害が起こっています。こうした脳の器質的老化は，精神活動のスピードを鈍らせ，変化への柔軟な対応力を削ぎます。ストレスがかかった時，それに抵抗して平静を保つ能力も低下します。身体の老化も共通した前提です。足が丈夫でなければ若い頃のようには外出できなくなり，活動範囲が狭まります。持続力，抵抗力が弱まるのは脳が担う精

神機能も同様です。さらに，老化に伴って感覚機能の鈍化も起こってきます。耳が遠くなれば，周囲の人の小さい話し声が聞こえず，大きな笑い声や叫び声などだけが，急に耳に飛び込んでくるので，びっくりして上手に対応できないことが増えます。視力が低下して新聞を読むのが億劫になりがちです。こうして，脳をはじめとする身体の生物学的老化は，情報の質と量を低下させ，情報の理解，判断，対応を遅くします。

　社会的な老化も，一般的には，情報量の低下，質の劣化を引き起こす方向に作用します。職業生活から引退すれば，それまで否応なく晒されていた社会の情報から切り離され，自分から主体的にそれを求めない限り情報量は低下します。家計規模の縮小を含むさまざまな要因によって起こる交友関係の狭まりや，核家族化による世帯規模の縮小も情報量の低下をもたらします。これら，社会的老化は，情報の量を減らすだけでなく，情報源の幅が狭まることで情報の多面性が損なわれ，情報の質の低下をもたらします。

　こうした生物学的老化，社会的老化現象は，程度の差こそあれ誰にでも共通して起こりますが，これらの「老化現象」に対する，心理的な構えは人によって大きく異なります。たとえば，定年退職を「役割の喪失」と感じる人もいれば，社会的桎梏からの「解放」と感じる人もいるように。こうした心理的な構えは，客観的な老化の程度とは必ずしも一致しません。客観的には，情報の質と量の劣化が起こると書きましたが，人によっては，こうしたことさえ，自分の情報処理能力の老化に合った変化として，上手に受け入れ，主観的な豊かさを増す人もめずらしくありません。さて，ここから先が，先に示したオブラ

ートが厚くなるか薄くなるかといった正常範囲の性格の老化の範囲に留まるか，本人にとっても周囲にとっても困難を引き起こす性格障害となるかの別れ道です。

　客観的な老化現象は，個々人の心理的構えを経て，主観的な老化となります。主観的と書きましたが，ここで「主観的」というのは，必ずしも個々人によって言語化され主体的にそれと認識されているという意味ではありません。むしろ，老年期の性格障害やうつ病などのトラブルを引き起こす人については多くの場合，本人にはあまり正確に認識されていないように思います。主観的な老化は，客観的な老化と相互に作用しつつ，その時々の心の有り様を規定し，老年期の性格変化をもたらします。この時，老化現象とその結果である性格の変化の間にブラックボックスが介在すると考えましょう。ブラックボックスの作用は，本人の素質，脳の器質的変化の量や質による影響を受けますが，それ以外の，明確に評価されない種々の要素によって大きく規定されます。さて，主観的老化と客観的老化が，このブラックボックスを通り過ぎて性格の老化が起こりますが，正常範囲の変化としては，先に述べたように，オブラートを厚くして円熟する人，オブラートを失って性格を先鋭化する人などがあります。性格障害と規定される人の中には，オブラートを失って先鋭化する変化が大きすぎる人（図2-2Ⓐ（p58）），つまり，正常でも起こり得る変化が量的に大きくなり過ぎた場合や，環境がその変化を許容できないために摩擦を引き起こすような人がいますが，これとは別に，従来は見られなかった性格の偏奇を引き起こす人がいます。従来は見られなかった性格の偏りが出現する場合にも，単に隠されていた素質が自制の低下や保護的な環境の

喪失によって顕在化してしまった場合（図 2-2 Ⓑ（p58））と，頭の中で何らかの病的プロセスが生じて，本来の性格とは異質の傾向が生まれてしまったと思わざるを得ないような場合（図 2-2 Ⓒ（p58））とがあります。もうひとつ，本来のその人らしさがうすれていってしまう性格変化（図 2-2 Ⓓ（p58））もありますが，これは，アルツハイマー病のような病気にともなっておこります。

3. 老年期性格障害への対応

　以上が，老年期の性格障害に関する私の仮説です。性格障害への対応を考える場合，ここで強調しておきたいことが二つあります。第一は，性格の変化には，生物学的，社会的老化によって引き起こされる客観的老化と，それが心理的な構えを経て形成される主観的老化が影響しているということです。これらの老化には，個人差が大きいので，客観的な老化については綿密で幅広い評価が重要です。主観的な老化を理解するためには，人間としての患者さんを理解するよう勤める必要があります。神経心理学的評価や個人的な理解を深めるプロセスそのものが，人格障害への対応の最初のプロセスです。

　第二に強調したいことは，こうした老化現象が，ある個人の性格にどのような影響を与えるかを決定するプロセスは，ブラックボックスの中だということです。老年期に起こる精神障害，特に，性格障害の場合，本人，家族ばかりでなく治療やケアに関わる専門家も生物学的，社会心理学的要因を過度に評価し，目の前に起こっている状況を了解可能な因果関係のストーリーで理解しようとしがちです。心理的ケアを行う場合，こうした相手の心の中のストーリーを読むと

いう姿勢は重要なのですが、最後にわれわれの理解の及ばぬブラックボックスがあるということをしっかり認識しておかないと、患者さんを理解するという美名に隠れた自己満足になってしまいます。自己満足でも何でも、そうした対応がよい結果を生めばいいのですが、老年期の性格障害はたいていの場合、なかなか良くなりません。誤った思いこみでケアをすると、うまくいかなかった時に振り出しに戻ってまた新しいストーリーを考えなければならず、失敗した対応がその後の対応に生きてきません。それどころか、こうした行き当たりばったりの対応を繰り返すうち、ケアする側が手詰まりになって、困っている患者さんや家族を排斥する結果になります。自然科学はブラックボックスを小さくしつつありますが、それでも人間の心の中の営みを全て説明し尽くせる日が来るとはとても思えません。わかった気にならないという謙虚な姿勢が重要です。初めから、わからないプロセスがあると思って臨めば、上手に対応できなくてもケアする側のダメージが小さく、その後のケアに失敗を生かしていくことができます。

　老年期の人格障害には、抑うつ的な傾向や、妄想的な傾向など、症状の中に薬物療法のヒントが隠れていることも珍しくはありません。そういう場合は、薬物の効果もある程度期待できます。しかし、多くの場合、老年期の性格障害を治療するというのはとても難しいことです。特に、老化に伴う不安の高まりは乗り越えることがなかなか困難であるために、心気的な傾向や不安の高まりを基礎にした性格障害の場合は対応が長期化します。私が経験した例で、客観的には生活上にも家族的にも何の問題もないのに、ある時期から、ゴミ捨て場から拾

ってきたものをおみやげにして人にあげるなどの奇異な行動が出てきた人がありました。この人の場合は，その他の生活面では十分自立しており，神経心理学的な能力は非常に高く，環境的にも問題がなくて，症状からは薬物療法のヒントも心理的介入の糸口も見いだせず，結局4，5年状況が変化せぬまま外来に通い続け，最後は私の転勤を機会に治療を止めました。こういう場合，変わらぬ相手を変えようと思うとケアする側が疲労困憊する結果になりがちなので，むしろ，性格の偏りの結果生じる行動の異常があまり大きくなって社会生活の維持が困難になるような事態を防ぐだけで，何もせず見守るというのも重要なケアだと思います。

G．老年期の不眠とその対策

図2-3（p66）に若い時と歳をとってからの睡眠の様子を図示しました。私たちの睡眠と覚醒は，私たちの身体の中にある生物時計によって管理されています。生物は皆，生物時計と呼ばれる機能を持っており，活動と睡眠の状態をかけ，生殖の時を選び，冬眠の時期を知るのです。人間の体内時計には，夜と昼とを分かつおよそ24時間を周期とする大きなリズムとともに，60分から90分ぐらいを周期とする小さな波があります。若い間は，睡眠と覚醒の移行が速やかです。いつとはなしにストンと眠りに落ち，さっと目が覚めて活動を始めます。これに対して老年期になると，覚醒から睡眠に入るのにも，睡眠から覚醒して活動できる状態になるのにも時間がかかるようになります。歳をとると生物時計のリズムの振幅が浅くなり不安定になります。

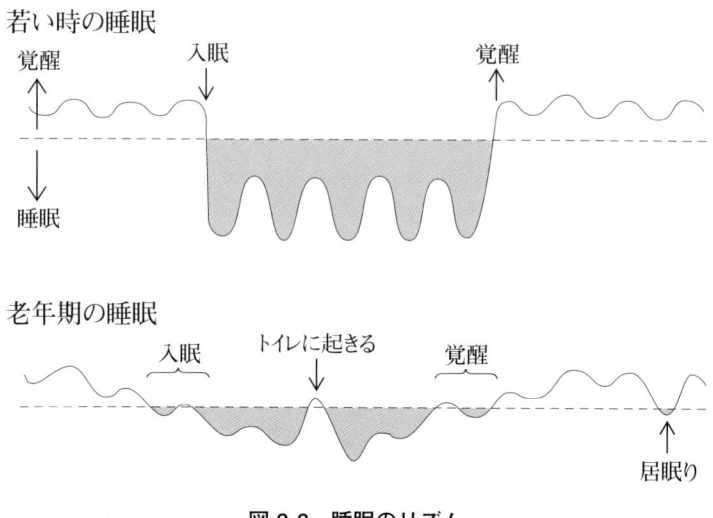

図2-3 睡眠のリズム

　高齢になると，一般に睡眠の，のべ時間は延長します。夜の睡眠が不安定になり夜中，早朝に覚醒しますが，日中は居眠りが増えます。全体としてみると，老年期の睡眠は，浅い睡眠の割合が大きく，深い睡眠の割合が小さくなります。つまり，若い頃は短時間でも効率的に疲労を取る深い睡眠をするのですが，歳をとると深い睡眠が減り，その分を日中のうたた寝など浅い睡眠で補っていると言えるかも知れません。

　こうした老年期の睡眠の様子を理解すると，睡眠障害の治療では，睡眠の導入を図ると同時に，睡眠中の生物時計のリズムを改善して無駄な中途覚醒（老年期では膀胱の柔軟性が減るので，夜間1,2回排尿のために目を覚ますのは仕方ないことです）を防ぐことが重要です。薬物療法では，睡眠導入薬とともに，少量の抗うつ薬を睡眠リズ

ムの改善を目的として使うことがあります。これらの薬物の概略は第1章で説明しました。処方の詳細は専門の医学書に譲ります。睡眠導入薬にせよ，抗うつ薬にせよ，人によって効き方が違う上に，老年期になるとますます効果の現れ方，副作用の起こり方の個人差が大きくなります。軽い薬だから専門の医者でなくてもいいやといった気軽な気持ちで，他の病気でかかっている医師に気軽に薬を頼むことは危険です。また，睡眠導入薬は危ないからといって抗不安薬を睡眠導入薬代わりにのでいる人がいますが，第1章で説明したとおり，抗不安薬と睡眠導入薬の多くは同じような化学構造を持っており，睡眠導入薬が持つ副作用のリスクは，抗不安薬でも変わりません。さらに，朝の目覚めの時間までに効果が無くなるように設計されている睡眠導入薬に比較して，抗不安薬の多くは作用時間が長く，朝まで残ります。したがって，睡眠導入薬を使う時は専門の医師と相談してみた方が無難です。

　睡眠の改善には，非薬物的な対応も重要です。睡眠覚醒の生体リズムを改善するためには，規則正しい生活と適度な外出が重要です。朝，決まった時間に起床して食事をし，午前中に散歩や柔軟体操などで身体を動かすと同時に，日光浴をします。高齢になるとメラトニンと呼ばれる睡眠に関係した物質が減るのですが，外出して日光によく当たると，歳をとってもメラトニンの分泌が低下しにくいことがわかっています。午前中の適度な運動は，心身の細胞の活動を活発にし，朝の覚醒を確実なものにします。「脳と身体が目覚めるのに時間がかかる」という老化現象を，運動と日光浴によって改善するのです。こうすると夜間の入眠も改善されます。

午睡の活用も重要です。一般の不眠症の治療では，眠くても午睡はしてはいけないといわれることがありますが，歳をとると，どんなに気をつけても睡眠が浅くなり，長い睡眠時間を必要とすること，眠気を我慢していると，その間中，脳も心もぼんやり過ごすことになり，充実した生活ができないことなどを考慮すると，軽い午睡をすることはむしろ1日の生活を活性化することに繋がります。

あとは，眠れなくてもあまりいらいらせずにラジオでも聞いて過ごすことです。最近では，高齢者向けのラジオ放送が深夜，早朝放送されています。静かな音楽を楽しむのも良いでしょう。布団の中で，眠れない，眠れないと悶々とするぐらいなら，早めに薬物療法を考えましょう。

【参考文献】

この章の内容は，精神医学的な事柄なので，一般向けに書かれた参考文献は多くありません。高齢者のうつについてのテキストは，医師が書いたもの以外にもたくさんありますが，率直に申し上げて，これはと言える本は知りません。

1) 老年精神医学講座　総論：日本老年精神医学会編，ワールドプランニング（2004）
2) 老年精神医学講座　各論：日本老年精神医学会編，ワールドプランニング（2004）
　　　精神症状の定義，薬物療法の原則については総論，治療については各論に詳細な記述があります。老年精神医学会専門医認

定試験のための教科書ですから，記載は専門的なもので，医学の基礎知識がないと読みこなせませんが，レファランスとして活用することは可能です。

3) 高齢者のうつ：大野裕編，金子書房（2006）

コメディカルを視野に入れた高齢者のうつの概説です。150ページ程度の本ですが，章ごとに著者が違うので章によっては記述にばらつきがあります。

第3章　認知症の理解とケア

A. 認知症とはどういう病気か

1. 認知症は脳の細胞の病気である

　認知症について，まず最初に理解して頂きたいことは，認知症というのは，脳の細胞が死んでしまったために起こる病気だということです。図1-10（p22），1-11（p23）をもう一度見て下さい。アルツハイマー病というのは，脳全体の神経細胞が次々と死んでしまうことによって脳が萎縮していく病気です。つまり，脳の中の神経細胞の回路そのものが消えていきます。これに対して脳血管性認知症の場合は，脳の血管が詰まったり，出血が起こった部分の細胞や細胞をつなぐ線維は壊れていますが，それ以外の部分は正常に近い脳の組織を保っています。したがって，脳血管性認知症の場合は，壊れた回路と残っている回路があり，残っている回路の中にも従前の機能を保ったものと，回路をつなぐ線維が傷ついたために容量が小さくなってしまった回路とがあるという複雑な様相を呈します。

　ここまでの説明を理解して頂くと，認知症という病態について大切な事柄を理解して頂くことも難しくないでしょう。その第一は，認知症は正常な老化の連続線上にあるものではなく，病気による不連続点を挟んで，病的に進行するものだということです。認知症という病態を蔑視することは論外ですが，「認知症は病気ではない，年をとれば誰

でもなる」，とか「老化防止に気をつけた生活をすれば認知症にならない」などというのは，逆の意味で認知症の患者さんや家族を傷つける偏見であると思います。

　第二に大切なことは，多くの場合，認知症の基本的な症状は回復することが期待できないということです。一般に私たちの体を形成する細胞の多くは，再生が可能です。ところが，再生しない細胞がいくつかあって，その代表が心筋の細胞と，神経の細胞です。だから，心筋梗塞や，脳梗塞は深刻な問題なのです。

　第三は，厳密に言うと，認知症というのは病態であって病気の名前ではないということです。脳の細胞が壊れる原因が別にあってそのために起こってくるのが認知症という病態です。原因になる病気については，アルツハイマー病，脳血管性障害の他に色々あります。認知症の原因については次の項で整理します。

　第四は，認知症は，単に記憶力や理解力の障害ではないということです。私たちの脳は，私たちの運動と精神活動のほとんど全ての司令塔です。従って，脳の神経細胞が死ねば，記憶力や思考力のような精神活動だけでなく，身体の運動機能にも影響が出ることがあります。認知症は，記憶力や思考，判断力のような精神機能ばかりでなく，運動機能の障害もともなう精神と身体全体の障害です。アルツハイマー病のように脳全体の細胞が徐々に減っていく病気では，運動機能の障害は，認知症が進行してから徐々に起こりますが，脳血管性認知症の場合は，精神機能の障害に先立って身体機能の障害が起こることもあります。

2. 認知症の定義と認知症を引き起こす原因

　認知症という病態は，精神医学的には，一旦発達した精神機能の全般的な低下で日常生活や社会生活に支障をきたすような程度のものと定義されます。人間の精神機能は，誕生から青年期に至るまでの間，急速に発達し，その後も社会生活の経験に応じて成熟していき，60歳を過ぎる頃から老化現象としてゆっくり低下していきます。ただし，健康な人の場合でも，「老化」のスピードには個人差が大きく，死ぬまで発達を続ける人もあれば，仕事を辞めたとたん老け込む人もいます。認知症という病態は，成人して一定の水準にあった精神機能が，病気や外傷による脳細胞の損傷によって低下してしまうことを意味します。認知症といえばもの忘れ，と考えがちですが，認知症というのは，記憶以外のさまざまな精神機能を同時に犯していく病態ですから，記憶の障害のみの場合は，健忘症候群と呼んで区別します。認知症は，記憶，見当識，理解力，判断力などの精神機能の全般的な低下，人格の変化，感情表現の変化，社会生活機能の低下，身辺自立機能の低下，身体機能制御の障害などが，さまざまな組み合わせで起こってくる病態です。

　認知症は，脳の神経細胞を傷つけるものであれば，どんな病気や外傷でも起こりえる病態です。**表3-1**に認知症の原因となる病気を整理しました。第一に，変性疾患と呼ばれる病気があります。これは何らかの原因で，脳の神経細胞が徐々に死んでしまう一群の病気です。代表がアルツハイマー病ですが，この他，認知機能の低下と前後してパーキンソン症状や非常に活き活きとした幻視が現れるレビー小体病，若年性認知症の重要な疾患である前頭側頭型認知症などがあります。

従来，ピック病と呼ばれていた病気は，前頭側頭型認知症の一亜型とされています。第二は脳血管性認知症です。これは，脳梗塞，脳出血，脳動脈硬化などが原因で，脳の神経細胞に栄養や酸素を送り，老廃物や二酸化炭素を受け取る血液の流れが滞り，その結果，脳の神経細胞が死んでしまったために起こる認知症です。第三には感染症があります。梅毒，エイズ，それに狂牛病騒ぎで一挙に有名になったクロイツフェルド・ヤコブ病などがその代表です。この他，交通事故のような急性の頭部外傷や，ボクシングのような慢性的な打撃も認知症の原因になりますし，一酸化炭素中毒，アルコール症等も脳の神経細胞に重大な影響を与え認知症の原因となります。我が国でもっともしばしば見られるのは，変性疾患であるアルツハイマー病と脳血管性認知症です。

一口に認知症と呼んでも，その原因となる病気を列挙していくと，ここで紹介した以外にもたくさんの種類があります。**表3-1**に挙げたのは，全て，脳の神経細胞に非可逆的な障害が起こる病気ですから，基本的な症状が回復することはありません。従来は，このように，治らない病気だけを認知症と定義していましたが，近年は，「治療可能な認知症」という概念ができ，神経細胞が死んでしまうのではなく，何

表3-1 認知症の原因

①変性疾患：アルツハイマー病・レビー小体病・前頭側頭型認知症・ハンチントン病　他
②脳血管性認知症：脳梗塞・脳出血・脳動脈硬化
③感染症：梅毒・AIDS・クロイツフェルドヤコブ病
④その他：外傷・毒物　他

らかの理由で神経細胞の機能が障害され、放置すれば細胞は死んでしまうけれど、早く治療すれば改善するような病態も含めて認知症と呼ぶようになりました。**表3-2**は、治療の可能性がある認知症のリストです。本書では、この先、特別に断らない限り、治療可能な認知症を除いて、非可逆的な認知症について論じます。

3. 認知症の予防

表3-1（p73）をもう一度見ながら説明しましょう。認知症の原因疾患のうち、②の脳血管性認知症は、脳梗塞や脳出血、動脈硬化など、血管病変の原因となる病気を早期に発見し、早期に治療することでリスクを下げることが出来るはずです。高血圧、不整脈、高脂血症、糖尿病などが代表的な病気です。自覚症状が出てくる前に、これらの病気を見つけ治療すること、さらに一歩進んで、成人病予防に気をつけ、これらの病気の発症を予防することが脳の血管障害を予防し、ひいては脳血管性認知症を予防します。これらの病気の多くは、遺伝的な体質と深く関係していることが分かっています。血の繋がった親族にこうした成人病の人がいるというだけで、リスクファクターです。これらの病気に共通するのは、初めのうち、自覚症状がないということです。けれどもこれらの病気は、一般的な成人検診で簡単に見つけ出せ

表3-2　治療の可能性がある認知症

1. 頭蓋内病変：脳腫瘍、硬膜下血腫、正常圧水頭症、脳炎など
2. 脳の機能を障害する全身疾患：甲状腺や脳下垂体などホルモンの異常、低血糖、慢性の腎不全、ビタミンの欠乏症、アルコール症、脱水など
3. 薬剤の影響：向精神薬、降圧剤、風邪薬、胃腸薬など

るという点でも共通しています。大きなお金を掛けて毎年人間ドックに入るようなことをしなくても，毎年の成人検診をきちんと受け，問題があったら早めに手を打つことが重要です。

　AIDSや梅毒など，③の感染症も同様に予防可能です。ただし，クロイツフェルド・ヤコブ病は多くの場合，単発性で必ずしも感染原が特定できるわけではありません。実際，狂牛病の牛の肉を食べたために起こった可能性があるとされているクロイツフェルド・ヤコブ病は特殊なもので，一般のクロイツフェルド・ヤコブ病とは異なります。これまで，クロイツフェルド・ヤコブ病が感染した例としては，脳の外科手術の時，欠損した脳膜に継ぎを当てるために使用される死体硬膜という医療材料が媒介となった事件があります。硬膜は，死んだ人の体から取り出し，乾燥させて医療材料として売られているのですが，加工されてしまうとどんな人の硬膜なのか由来が分かりません。その中に，クロイツフェルド・ヤコブ病の患者さんの脳の硬膜が含まれていたのです。クロイツフェルド・ヤコブ病は患者さんの脳から別の人の脳に感染することはあっても，患者さんの介護行為によって感染がおこったという報告は全くありません。

　さて，問題は，①の変性疾患，特に最も一般的な認知症の原因疾患であるアルツハイマー病が予防できるかということです。近年，認知症予防が盛んに叫ばれ，栄養の改善や運動，社会生活の維持，脳を使った知的な作業等が各地で行われ，成果を上げているという報告もたくさんありますが，厳密に言えば，アルツハイマー病の発症リスクを下げるというエビデンスが確立した予防法は一つもありません。もちろん，ここに挙げたような認知症予防のプログラムは，いずれも，生

活習慣病の予防に繋がり，健康な老年期を迎え，過ごすために重要なことです。また，アルツハイマー病を発症してしまった場合，それまで知的な作業をしていた人の方が症状が穏やかであるという報告はたくさんあるので，脳のドリルなども悪くはないでしょう。しかし，それも，健康な間はという但し書きが付きます。アルツハイマー病の診断を受けた人に，家族が熱心に脳ドリルなどを勧める場合がありますが，これは，必ずしも良い結果を生まないばかりか，注意しないと逆効果です。この点については，認知症の治療，対応の項で説明します。

　認知症予防について最後に明記しておきたいことは，アルツハイマー病を中心とする認知症の大部分の発症は，本人や家族の責任ではないということです。世の中が，認知症予防，介護予防の大合唱になると，病気になった人が，あたかも自堕落な生活をしてきたり，家族間のコミュニケーションが足りなかったりした結果ではないかという目で見られます。そんなことは絶対にありません。因みに，アルツハイマー病のリスクとして明確なエビデンスがあるものは，女性であること，高齢であること，アルツハイマー病になりやすい遺伝形質を持っていることで，いずれも，本人の努力ではどうにもならないことばかりです。

B. 認知症の症状

1. 症状の整理

　この本では，認知症の原因疾患別の症状の特徴については詳しく述べません。**表3-1**（p73）に挙げた個々の疾患について詳しく知りたい方は，認知症に関する医学書（例えば第2章参考文献1），2））を参照

して下さい。この本では，認知症一般の症状を検討しつつ，必要に応じて原因となる疾患の特異性についても触れていきます。

さて，図3-1に，認知症の症状を整理しました。認知症は，脳の神経細胞が死んでしまうことによって生じるという説明をしました。脳の神経の細胞は，それぞれに機能を分担していますから，ある細胞が死ねば，その細胞が担っていた機能は失われます。例えば，脳の海馬と呼ばれる場所にある細胞は，新しい情報を記憶するために重要な役割を担っています。アルツハイマー病になって，海馬の細胞が死ぬと，新しい情報を記憶することが出来なくなります（記銘力障害）。これが中核症状です。海馬と記憶のように対応がはっきりしている話ばかりではないのですが，記憶の障害，見当識の障害，実行機能の障害，理

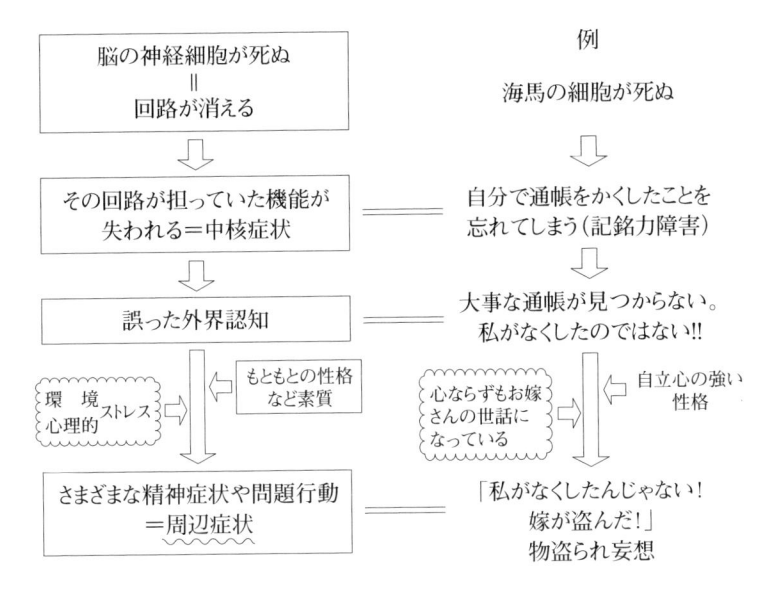

```
脳の神経細胞が死ぬ              例
    ‖                    海馬の細胞が死ぬ
  回路が消える                    ⇩
    ⇩                自分で通帳をかくしたことを
その回路が担っていた機能が ═════ 忘れてしまう(記銘力障害)
失われる＝中核症状
    ⇩                大事な通帳が見つからない。
  誤った外界認知    ═════ 私がなくしたのではない!!
    ⇩       ⇦もともとの性格       ⇦自立心の強い
 環境    ストレス  など素質   心ならずもお嫁    性格
 心理的  ⇨              さんの世話に  ⇨
    ⇩              なっている
さまざまな精神症状や問題行動   「私がなくしたんじゃない!
＝周辺症状             嫁が盗んだ!」
                  物盗られ妄想
```

図 3-1

解・判断など思考力の障害などが中核症状として理解できます。

さて，新しい情報を記憶できないという中核症状の結果，自分がどこかにしまい忘れた通帳が見つからないという事態が起こります。この時，健康な人なら，この頃忘れっぽくなったな，どこにしまったんだっけな，と考えます。これが正しい状況の認識なのですが，アルツハイマー病のもの忘れは，健康なもの忘れと異なり，自分が忘れたということを認識できません。そうなると，自分が「しまい忘れた」のではなく，「無くなって」しまったのだというふうに思います。これが認知症による状況認識の歪みです。自分は誰にも迷惑をかけず，自立して生活したいという心理状態で生きてきたのに，このごろ日常生活がままならず，心ならずも息子夫婦の世話になることになってしまったということを負い目に思っているような人は，こういう時，通帳が「無くなって」しまったのは，「嫁が盗んだからだ」と飛躍した妄想を持つことがあります。これが，もの盗られ妄想という周辺症状です。周辺症状には，幻覚，妄想，興奮，暴言・暴力，徘徊，不潔行為等々，さまざまな精神症状や問題行動が含まれます。近頃，問題行動という言葉は，周囲の人にとって問題なだけで，本人にとっては問題でないのだから使うべきではないという主張があります。個人的には，そうした議論はどうでも良いと私は思っていますが，周囲の人にとって問題となる行動に，本人は悩んでいないというのは，認知症の患者さんに対する偏見だと思います。認知症に基づく外界の誤った認知がきっかけとなった症状の大部分は，患者さん本人にとっても嫌なことなのです。精神症状と問題行動を併せて，英語でBPSD（Behavioural and Psychological Symptoms of Dementia）と呼ぶこともありますが，これは精神症状と問

題行動を英語で言っているだけです。

2. 中核症状

1）記憶力の障害

　新しい情報を記憶する能力の障害，既に覚えている情報の想起の障害，あるいは記憶しているはずの情報の消失といった記憶障害は，認知症の代表的な症状の一つです。ここではまず最初に，記憶のメカニズムを簡単に説明し，その後，認知症における記憶障害と健康な高齢者の記憶力低下の違いについて説明します。

　図3-2は，記憶のメカニズムを図式化したものです。人間の記憶を即時記銘，短期記憶，長期記憶の3段階に分け，蓄えられた記憶情報の中から，必要なときに，必要な情報を探し出して思い出す，検索・想起を含め4つの段階が揃って完全な記憶が成り立ちます。

　私たちが街を歩けば色々な情報が目や，耳から洪水のように押し寄せてきます。これが刺激です。私たちの脳は，目や耳のような感覚器から入ってきたさまざまな情報を認識し，理解しスクリーニングにか

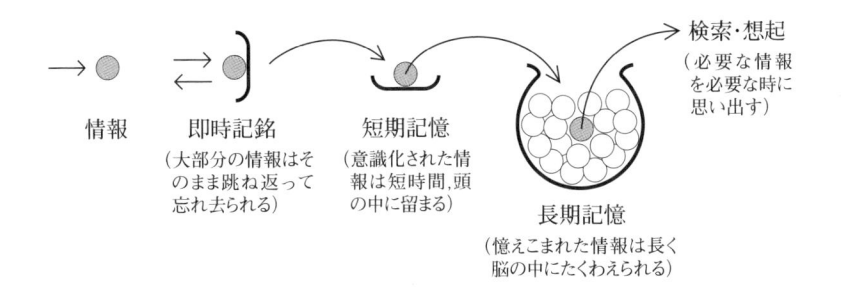

情報　即時記銘　短期記憶　　　　　検索・想起
　　　（大部分の情報はそ（意識化された情　　　　（必要な情報
　　　のまま跳ね返って　報は短時間,頭　　　　　を必要な時に
　　　忘れ去られる）　　の中に留まる）　　　　　思い出す）
　　　　　　　　　　　　　　　長期記憶
　　　　　　　　　　　　　　（憶えこまれた情報は長く
　　　　　　　　　　　　　　　脳の中にたくわえられる）

図3-2　記憶のメカニズム

け，要らない情報は無意識のうちに捨て去ります。この間，ほんの一瞬，脳に情報がとどまることを即時記銘といいます。これは，いわば飛んでくるテニスボールをお皿で跳ね返すのに似ています。ショウ・ウィンドウの人形をちらりと見ればその瞬間，その人形がどんな服装をしていたか覚えていますが，次の瞬間，すれ違う人の奇抜な衣装に気をとられれば，マネキンの服装は忘れてしまいます。これが即時記銘です。

　マネキンが目に入ったとき，人形がはいていた緑色の長靴を，息子の誕生日に買ってやろうと考えると，その記憶は意識化されて頭の中に残ります。図 3-2 (p79) にあるように，お皿にあたった情報のうち，関心のあるものは，ボールが跳ね返る前に，お皿を横にしてその上に載せるのです。これが短期記憶です。

　ところが，短期記憶はお皿の上のボールのようなものですから，あまりたくさん載りませんし，意識を集中していないと落としてしまいます。子供に長靴を買ってやろうと想像してながらぼんやり歩いている時に，一緒に歩いていた妻が，隣の宝石屋さんのショウ・ウィンドウを見やりながら，突然「もうすぐ結婚記念日ね……」などとつぶやけば，びっくりしてお皿の上の長靴はどこかへ飛んでいき，代わりにダイヤモンドの指輪がお皿の上で燦然と輝き始めます。これでは困るので，もし，息子の長靴がとても大事なら，お皿の上のボールは，頭の中の深い壺にしまわれます。これが長期記憶です。長期記憶の壺にしまわれると，別のことを話していても，必要な時に，また思い出すことができます。今度の結婚記念日にダイヤの指輪を買うのは無理だけれど，銀婚式の頃には立派な指輪を買ってあげようなどと苦し紛れ

の言い逃れをして冷や汗をかいても，後で，息子の長靴をどこに買いに行けばよいかはちゃんと思い出せるのです。ただし，私の短期記憶のお皿からは振り落としたダイヤの指輪は，妻の長期記憶の壺にはしっかりしまわれ，25年目の結婚記念日に検索・想起される可能性を覚悟する必要があります。

　長期記憶の壺の中から必要な時に，必要な情報を取り出すことを検索・想起と呼びます。簡単に言えば，頭の中の記憶の壺の中から，必要な情報を探して思い出すことです。古い記憶でも，頻回に検索・想起を繰り返している情報は簡単に思い出せますが，めったに必要としない情報は，頭のどこかにあるということは分かるのに，必要な時に思い出せません。いわゆるど忘れです。

　さて，即時記銘，短期記憶，長期記憶，検索・想起という記憶のメカニズムを理解していただけたでしょうか。人間は誰でも，歳をとるにつれて記憶力が低下します。一番目立つのは，短期記憶を長期記憶にする作業に手間取るようになること，検索・想起がうまくいかないことが増えることです。つまり，新しい情報がなかなか記憶として定着しないことと，ど忘れが増えることが歳をとることで起こってくる自然な記憶力低下の特徴です。

　認知症の記憶障害は，健康な人の記憶力低下とは異なるものです。健康な人と認知症の人，特にアルツハイマー病の記憶障害の違いを理解していただくために，図 3-2（p79）を別の角度から示したのが図 3-3（p82）です。図 3-2 のお皿に当たるのが図 3-3 のイソギンチャクの腕のような部分で，脳の中の海馬という場所に相当します。イソギンチャクの腕は，私たちの周囲にあふれる情報を一瞬捕まえては大部分を

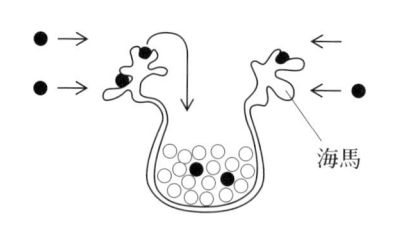

若い時はいくつもの情報を1度にとらえることができ，必要な情報は1度で長期記憶の壺にしまうことができる

海馬

〔正常な老化現象〕　　　〔アルツハイマー病〕

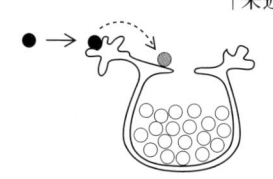

「来週お芝居を見に行きましょう」

海馬の力が弱く，長期記憶の壺の入口が小さいのでしっかり記憶できない。しかし海馬は記憶をつかまえている。

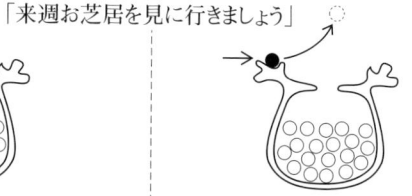

海馬が情報をつかまえておくことさえできない

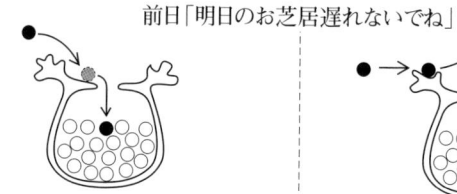

前日「明日のお芝居遅れないでね」

もう一度確認されれば，翌朝忘れずに芝居に行く

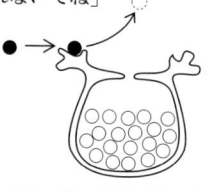

初めて聞いたような気がする。翌日にはすっかり忘れている。

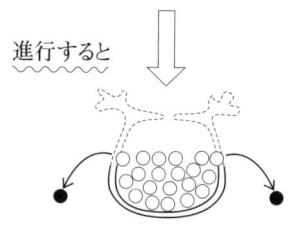

進行すると

憶えていた記憶も消えていく

図 3-3　正常老化による物忘れとアルツハイマー病の物忘れ

そのまま捨て去ります。要らない情報の方が圧倒的に多いからです。捕まえた情報のうち，大事なものは捕まえておき，その中から大事な情報を，壺の中に放り込みます。さて，歳をとると，イソギンチャクの腕が，大事な情報を壺の中に放り込むのに手間取るようになります。もう一つ，記憶の壺の中から大事な情報を取り出すことにも苦労が必要になります。歳をとると，イソギンチャクの腕の力が衰え，情報を一気に長期記憶の壺に放り込むことができなくなると考えれば良いのです。しかし，健康な人の海馬は，とりあえず，情報を捕まえておくことはできるので，約束を忘れても，後で指摘されれば，「あっ，しまった」という風に自分が忘れたということを思い出すことができます。また，2回，3回と繰り返し確認することで，最後には長期記憶の壺に情報を収めることができます。1週間前に娘さんから，「来週の月曜日にお芝居に行きましょう」と誘われても1度でははっきり記憶できません。前日に娘さんから確認の電話が来て「あ，そうだった！」と思い出し，それでも自信がないのでカレンダーに書き込みます。翌朝，カレンダーを見て，娘さんが迎えに来る時間をもう一度確認すると，記憶はしっかりと壺の中に収まり，食事中もお化粧をする時も着替える時も，今日の予定を忘れることはありません。

　また，歳をとると，長期記憶の壺の口が小さくなって壺の中から必要な情報を探して思い出すのにも手間取るようになりますが，記憶の壺自体は正常に保たれているので，いつか思い出すことができます。あるいは，他人に指摘されれば，「あ，そうだった！」と思い出すことができるのです。

　アルツハイマー病になると，イソギンチャクの腕は情報を捕まえて

おくことができなくなります。一瞬捕まえても，すぐに離れていってしまうのです。ここが，健康な高齢者の記憶力低下との決定的な違いです。1週間前に娘さんから電話をされても，受話器を置いた途端にイソギンチャクの腕はその情報を手放してしまいます。だから，前日，娘さんから確認の電話があっても，「あ，そうだった！」ではなく，「そんなこと急に言われても……」という反応になります。その時，電話をかけながら，電話の脇のカレンダーに「9時，娘」とメモをしても，翌朝になれば，イソギンチャクの腕に昨夜の電話の痕跡はないので，9時に娘が来るのか，電話するのか，あるいはどこかで待ち合わせるのか，普通だったら思い出せることが思い出せないのです。アルツハイマー病の患者さんの記憶障害のメカニズムは，物を忘れるというより，ものを覚えられないという方が正確です。

　アルツハイマー病が進行すると，障害はイソギンチャクの手だけでなく，長期記憶の壺にも及びます。健康な高齢者では，出入り口が小さくなるだけだった記憶の壺が，アルツハイマー病の進行にともない少しずつ溶けて，壺の上の方の記憶，つまり，新しい記憶から少しずつこぼれていきます。こうなると，健康な人のど忘れとは違って，がんばっても思い出せません。現在の場所に30年住んでいるのに，現住所を思い出せず，80年前に住んでいた生家の住所は思い出せたりするのはこのためです。

　一口に認知症といっても原因となる病気はさまざまなので，記憶障害の現れ方もさまざまです。細かいことは本で勉強するより，実際に目の前にいる患者さんを観察して理解する方が大事です。図3-3（p82）はアルツハイマー病を想定して作られていますが，基本的な記憶のメ

カニズムはどんな病気でも同じですから，これらのモデルのどこにどのような障害があるのかを考えながら，適切な援助の方法を工夫してみましょう。

2）見当識の障害

　見当識というのは，英語のオリエンテーションの訳です。学校や会社に入った時に行われるオリエンテーションと同じです。会社で，どこに行くと何があるのか，いつ，どういうことをすればいいのか，自分は組織全体のどのあたりに位置するのかといったことを教えてくれるのがオリエンテーションです。人間が生活して行く上では，今がいつで，自分はどこにいて，周囲にいる人と自分はどういう関係なのかが分からないと行動できません。これが，ここでいう見当識です。それぞれ，時間に関する見当識，場所に関する見当識，人に関する見当識と呼びます。

　見当識の障害は，時間，場所，人の順に障害されていきます。時間に関する見当識は，今日が何月何日かという質問で調べられることが多いのですが，おそらくそうした質問に答えられなくなるより早く，時間の感覚が薄れてくるのではないかと思います。小さい子供には，時間の感覚がありません。だから，待つことができません。だれでも，電車の中でお母さんに向かって，「あと，駅いくつ？」と繰り返し繰り返し，何回も聞いている子供を見かけたことがあるでしょう。大人なら，「あと20分」，と言われれば，だいたい20分ぐらいという時間の感覚があるので黙って待つことができます。小さい子供にはそれができないので，時間を駅の数に置き換えますが，駅の数を感覚的な時間

の長さに換算できないので，何回も聞くことになるのです．認知症の始まりの頃，日付が分からないのではないかと周囲に気づかれるよりずっと前から，こういう時間感覚が無くなります．例えば，朝9時に娘さんと待ち合わせて買い物に行く約束をしたとします．時間感覚が無くなると前の晩から気が気ではなく，朝4時頃に起きて朝食を取り，化粧をし，身支度をして午前6時には準備完了，9時までずっと娘さんを待ち続けるというようなことになったり，逆に，準備を開始する時間が遅くなって，待ち合わせの時刻に間に合わなくなったりします．こういう時期には，歳をとってせっかちになったとか，あるいは時間にルーズになったとか思われるだけで誰も，病気とは思いません．やがて，記銘力の低下と前後するように，月日の感覚が薄らいできます．仕事をしていないと，日付は正確に把握できていないことも珍しくないので，生活の様態に応じて評価の方法は考慮しなければなりません．初めのうちは，生活習慣による日時に関する意識の低下と区別がつかず，本人も新聞の日付を確認したりカレンダーを見たりして月日の感覚を補おうとします．少し進行すると，カレンダーを見ても今日が何日だか分からなくなります．さらに進行すれば季節，年の単位で時間の感覚が混乱するため，春夏秋冬の区別ができなくなったり，自分の年齢が分からなくなったりします．ただし，これらの障害は，単に時間の見当識が障害されただけでなく，古い記憶の障害や思考，判断の能力低下とも深く関連しています．

　場所に関する見当識の障害は，時間に関する見当識の障害に続いて起こってきます．場所に関する見当識の障害も，初めは方向感覚の薄らぎですから，端から見ていてもなかなか認知症の症状とは気づきま

せん。例えば、風景の見えるバスなら迷わないのに、風景が見えない上に、駅ごとの特徴も少ない地下鉄だとどこにいるか分からないとか、日中は難なく歩ける自宅の近所なのに、周囲の風景が見えなくなる夜だと道に迷うというような具合です。こういう時期には、多くの場合、患者さん自身が不安を感じています。月日が分からないのをカレンダーや新聞で補おうとしたように、風景を見たり、目印を考えたりして道に迷わないようにするのですが、偶然、帰りが遅くなって暗くなってしまった時などに、こうした障害が露呈します。日中は、一人でトイレに行けるのに、夜間、暗い廊下だと長年住み慣れた自分の家でもトイレの場所がわからないなどという現象も、同じメカニズムでおこります。日中、周囲の状況が見えるなら、場所に関する見当識の障害をそうした視覚情報で補えるのですが、暗くなると、身体の中の方向感覚がなければどうにもならないのです。

　場所に関する見当識が失われた後、さらに認知症が進行すると、人間関係が混乱してきます。息子を夫と違えたり、娘を姉だと思ったりします。人に関する見当識の障害は、時間に関する見当識障害や、古い記憶の喪失、顔の認識のまずさなどとも関連しています。新しい情報が記憶できないという時期を過ぎて、すでに獲得した記憶が近いところから少しずつ失われていくと、自分の歳がだんだん若返っていきます。自分が60代、さらには40代、20代に若返ってしまうと、目の前にいる60過ぎの男性が息子のはずはありませんから、息子を夫や兄や叔父と間違えるということになります。

　普通、認知症における見当識障害といえばここまでですが、最後の現実見当識の障害について触れておきます。現実見当識（リアリティ

ー・オリエンテーション）とは，現在の自分の周囲の状況を把握する能力です。現実見当識の障害は，時間，場所，人に関する基本的見当識の障害の結果とも言えますし，次の項で述べる理解・判断の障害とも深い関連があります。基本的見当識の障害は，日時が分からず，場所が分からず，人間関係が混乱するのですから，自分が誰であって，今，どこで何をしているか，といった基本的な自己の認識を混乱させます。その結果，自分の周囲の状況を把握できず，生活上の正しい判断ができなくなります。一見，もっともらしい会話ができて認知症害は軽いように見えるのに，実際の生活能力は重度に障害され，1人では1時間も過ごせないといったことが起こるのは，周囲の状況と自分自身の状況に関する正確な把握ができなくなるためです。

3）理解・判断力の低下

　認知症では，情報を理解し，判断する能力が損なわれます。元々，知的な機能が高い人の場合，いわゆる知能検査では高い知能指数を保っているのに，実生活における理解力や判断力が著しく損なわれていることがあります。精神機能の発展が損なわれた発達障害の場合，知能指数は多くの場合その人の精神機能の一応の目安になりますが，一度成熟した精神機能が低下してくる認知症の場合は，知能指数で理解力や判断力の障害の程度を推測することは困難な場合も少なくありません。特に，認知症が進行する前の軽度の時期には，そういうことが言えます。これは，いわゆる知能検査というものが，人間の精神の機能を細かい要素に分けて評価し，知能を構成する要素ごとの評価点を合わせて知能指数を計算しているからです。認知症でも，少し進行す

ればこうした知能を構成する要素の障害が目立って来ますが，早い時期に起こることは，個々の知能の要素は保たれているのに，それらを統合する機能が損なわれているという状態なのです。

　ここで，**図1-12**（p24）をもう一度見て下さい。アルツハイマー病のように，脳の神経細胞が死んでしまう病気でも，**図1-12**に示したように初期には神経細胞が形成するネットワークのスイッチが入りにくくなるということをお話ししました。脳血管性認知症の場合も，灰白質と呼ばれる神経細胞が詰まった部分の梗塞や出血では神経細胞が死にますが，脳の奥の方，回路を構成する神経線維が詰まっている白質と呼ばれる部分の障害では，神経細胞は死なず，回路を形成する電線に当たる部分が細くなるのです。回路を形成する電線が太く，スイッチが入りやすければ電流（情報）は，早く，大量に流れます。脳が担っているのは人間が生きていくために不可欠な非常に重要な機能ですから，1つの機能を1つの神経細胞回路が担っているわけではなく，いくつもの回路が同じ機能を担っていると考えることができます。同じ機能を担う回路がたくさんあれば，一度にたくさんの情報を処理し，たくさんの判断をすることができます。つまり，比較的軽症の時期の認知症では，理解や判断といった複雑な精神機能を担う神経の回路が全部，同時にだめになるということはまれで，大部分の場合，一度に処理できる情報量が限られ，情報処理の能力が遅くなるという現象がまず，起こってくるのです。そこで比較的軽い時期の認知症における理解力，判断力の低下は，**表3-3**（p90）のような現象として現れてきます。

　まず，第一にスピードが遅くなります。ゆっくり考えればわかるのに，不必要にあわてふためいて，結局，正しい判断ができないという

表 3-3　認知症による理解・判断力低下

①考えるスピードが遅くなる（スピードの低下）
②一度にいくつものことを考えることがむずかしくなる（容量の低下）
③変化に対応できなくなる（柔軟性の低下）
④理屈が現実の行動に反映しない（抽象思考の障害）

事態が生じます．第二には，一度にいくつものことを並行して考えることができなくなります．したがって，単純な事態の判断なら十分できるのに，いくつもの条件を勘案し，さまざまな状況を比較考量しながら結論に至るというような作業ができなくなります．第三にいつもと違う状況に柔軟に対応できなくなるということです．こうした，スピードの低下，一度に処理できる情報量の低下，臨機応変な柔軟性の低下は，今，説明した神経回路の機能低下によって説明できます．

　認知症による理解力，判断力の低下で，早い時期からはっきりしてくるもう一つの特徴は，抽象的な思考と具体的な行動が結びつかなくなるということです．たとえば，「自分の収入は月々20万円なので，生活は慎ましくしなければ」という抽象的な事柄は十分わかっており，娘に向かって，「あなたも，将来何があるかわからないのだから，倹約をして将来に備えなければね」などとお説教もできるのに，1組30万円の羽布団の訪問販売を断れず，1人ぐらしなのにお客様用を含めて3組買ってしまうというようなことです．こういうことは，「倹約が大事」という抽象的事柄と，目の前の訪問販売を断るという具体的な行為が結びつかないために起こります．糖尿病の栄養管理の重要さを十分認識しているようなこと言いながら，目の前におまんじゅうが並んでいると，「栄養管理が重要」という抽象的な原則は他人事のようにパクパ

ク食べてしまうというようなことも同じ現象です。抽象的な概念の理解、判断は、具体的な行動の原則に落として初めて意味のある思考となるのですが、認知症が始まるとこうしたことが難しくなります。実は、抽象的な思考そのものが難しくなっているので、「倹約が大事」とか「糖尿病では栄養管理が大事」とかいった単純なことだからわかっているように見えるのであって、頭の中で抽象的な概念を操作しなければならないような複雑な抽象思考はできなくなります。

4）実行機能障害

　実行機能あるいは遂行機能と呼ばれる能力は、聞き慣れないものかも知れません。実行機能というのは、われわれが現実の生活の中で行うさまざまな行動を可能にしているプログラムの立案、遂行機能のことです。

　図3-4（p92）を見て下さい。私たちが行動を起こすには、まず、現実に自分が誰で、どこにいて、今がいつで、周囲の基本的な状況はどうなっているかという現実見当識が必要です。これについては、見当識の項ですでに述べました。基本的状況の認識ができた上で、その時、その場の特異的な情報を認識することが、行動の始まりです。例えば、いつもは二人暮らしの高齢夫婦の所に、孫の高校生が日曜の夕食時に遊びに来るという状況を想定しましょう。いつもは、高齢二人暮らしですから、日曜の夕食でも特別のことをせず、昼の残りのご飯を温め、冷蔵庫にしまってあるあじの開きを焼き、お豆腐と大根でお味噌汁を作ろうと思っていました。そこへ、孫から、日曜日に近所でサッカーの試合があるので、帰りに寄るという電話があったとしましょう。孫

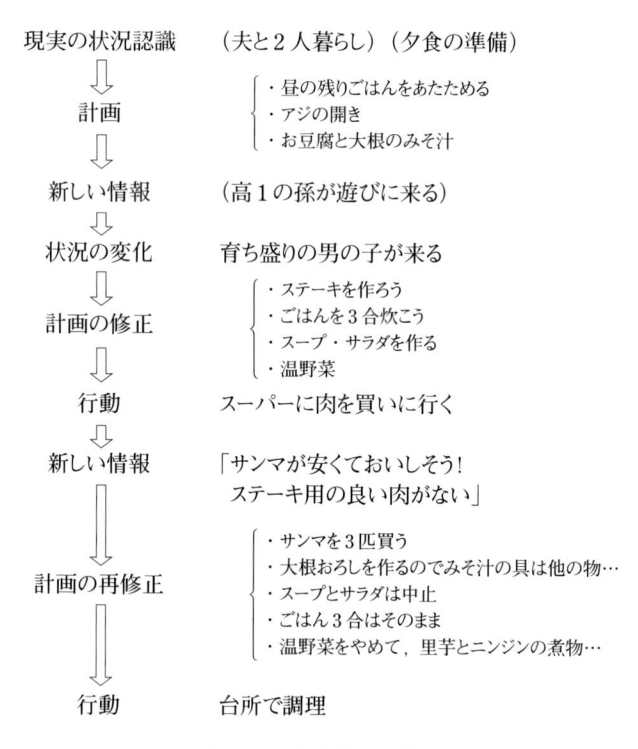

現実の状況認識　（夫と2人暮らし）（夕食の準備）
⇩
計画　　　　　｛・昼の残りごはんをあたためる
　　　　　　　 ・アジの開き
　　　　　　　 ・お豆腐と大根のみそ汁
⇩
新しい情報　　（高1の孫が遊びに来る）
⇩
状況の変化　　育ち盛りの男の子が来る
⇩
計画の修正　　｛・ステーキを作ろう
　　　　　　　 ・ごはんを3合炊こう
　　　　　　　 ・スープ・サラダを作る
　　　　　　　 ・温野菜
⇩
行動　　　　　スーパーに肉を買いに行く
⇩
新しい情報　　「サンマが安くておいしそう!
　　　　　　　　ステーキ用の良い肉がない」
⇩
計画の再修正　｛・サンマを3匹買う
　　　　　　　 ・大根おろしを作るのでみそ汁の具は他の物…
　　　　　　　 ・スープとサラダは中止
　　　　　　　 ・ごはん3合はそのまま
　　　　　　　 ・温野菜をやめて,里芋とニンジンの煮物…
⇩
行動　　　　　台所で調理

図 3-4　実行機能の障害

がサッカーの試合の後で寄る,という特異的状況を認識したら,それに対応するための行動を企画します。ご飯はたくさん食べるので,昼の残りではなく,新たに3合炊くことにします。育ち盛りの男の子がサッカーの試合をした後で寄ってくれるのですから,おかずもあじの開きというわけにはいきません。もっと,若い人向きのおかずにしようとあれこれ考えます。これが企画です。色々アイディアを検討した結果,ステーキを焼くことにしました。意思が決定されたのです。ステーキにしようと決めるには,孫の好き嫌い,冷蔵庫の中の食材,準

備の時間，夫や自分も食べられるかどうかなど，さまざまな条件を想起し，比較し，評価する必要があります。ステーキに決めたら，スープとサラダ，付け合わせ温野菜も作ることにしましょう……ステーキにするぞという意思決定に伴って，他の条件を評価し，新たな企画をしていきます。さて，それではと，お米をといで準備を整え，お肉を買いにスーパーマーケットに行ってみました。残念なことに，あまりおいしそうなステーキ用のお肉は残っていませんでしたが，代わりに，脂ののったサンマがありました。それではサンマにしよう，スーパーマーケットの商品を見るという新しい情報を得ることによって，計画が変更されました。そうすると，サラダとスープ，温野菜という組み合わせも変えなければなりません。スーパーマーケットの商品を眺めながら冷蔵庫や床下収納庫の野菜の在庫などを思い浮かべ，足りないものを買い足します。おじいさんと二人ならお味噌汁のみになるはずだった大根は，サンマの付け合わせの大根おろしになるので，かわりにお味噌汁はお豆腐とネギにしよう。ネギは床下にあったので大丈夫。里芋がおいしそうなので，これを買っていって家にあるニンジンといっしょに煮物にしよう……こうして，新しい情報を得て，状況に対応しつつ最初の企画に修正を繰り返し，孫を迎える夕食に必要なものがそろいました。さて，家に帰って台所に入ったら，時計を見て，孫の来る時間を見計らい，といであったお米を炊飯器に移し，食材の下準備を始め，順次料理を始めます。そうして，孫が着く頃には，温かいご飯が炊きあがり，お味噌汁も野菜の煮物もできあがってサンマがおいしそうな匂いを上げているということになります。こういうことを可能にするのが実行機能です。

認知症になると，かなり早い時期から，私の印象では，たぶん記憶障害が目立つようになる前から，こういう機能が低下してきます。もちろん，こういう時期には誰も，それが認知症の症状だとは気がつきません。私の外来で患者さんと話をしていると，自分の物忘れは正常範囲だと主張する人でも，では，あなたの頭は今までと変わりないですかという質問に，「バカになったような気がする」と答える人が少なくありません。詳しく聞くと，今まで難なくできたことに手間取り，時間がかかる上にうまくいかないという説明が帰ってきます。これは大抵，実行機能の障害です。認知症の診断ができるくらい進行した後でも，実行機能の障害は患者さんの生活を困難にする重要な要素です。料理の動作1つ1つは上手なのに，食事の時間に，ご飯とおかずとお味噌汁をきちんとそろえるということができなくなります。実行機能の障害は，家事の停滞に留まりません。仕事をしていた人ならその能率が下がります。趣味の活動やボランティア活動などのリーダーをしていたような人も，段取りが悪いためにそういうことが上手にできなくなります。そうして，だんだん，家事や仕事が億劫になり，趣味やボランティア活動から遠ざかります。「仕事を辞めたら急に呆けた」とか，「趣味のサークルから抜けたのがきっかけで認知症の症状が起こってしまった」等々の感想は家族だけでなく，患者さん本人の口からも聞かれますが，たいていの場合，順序が逆で，密かに認知症の症状が起こったために仕事が続けられなくなり，趣味のサークルについて行けなくなっていたことに，周囲の人は気づかず，本人も何かが変だと思いつつ何が変なのかを認識できていないためにこういう感想になっていると思われることが少なくありません。

5）感情表出の変化

　図3-5は，私たちの感情表出のメカニズムを図式化したものです。私たちは，日常生活の中で喜怒哀楽に代表されるさまざまな感情を感じ，表現します。感情の表出とは，心に感じた感情が外に表現されることです。表現は本人が意図してすることもあれば，隠したつもりの感情が思いがけず漏れだしてしまうようなものもあります。

　さて，図3-5を見て下さい。感情が心に浮かぶためには，何らかの刺激が必要です。誰かの話す言葉，印象的な光景，文字に記された小説，楽器が奏でる音楽等々がその刺激です。ここでは言葉の刺激を例にとって説明します。誰かがあなたに向かって，「バカだなあ」と言ったとします。まず，この声が聞こえなければ何も始まりません。聴覚を経由して，この言葉が聞こえるということが感情表出への第一歩です。さらに，言葉の意味が理解できるかどうかも重要です。ニコニコしながら知らない国の言葉で同じことをいわれても，とまどい以上の感情があなたの表情に浮かぶことはないでしょう。言葉という刺激の

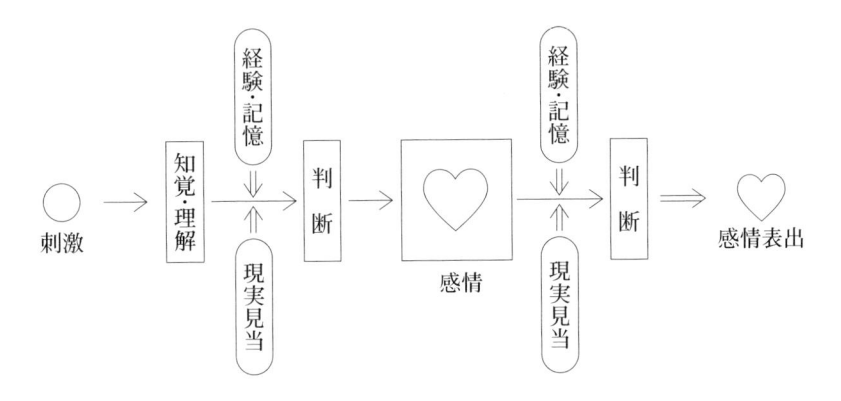

図3-5　感情表出のメカニズム

意味の理解，これが第二のステップです。さらに，相手は誰か，どんな場所で，どんな声の調子で，あなたのどういう行為に対して「バカだなあ」と言われたのかを知り，その言葉の本当の意味を判断しなければなりません。判断のためには，これまでの記憶の中から今までの経験や蓄えてきた知識を動員し，現在の状況を正しく把握する必要があります。つまり，記憶や知識を総動員して1つの言葉の意味を判断するのです。こうして初めてあなたの心に感情が浮かびます。「バカだなあ」という言葉が，あなたの親しい友人が，慰めるために言ってくれたものなら感謝の気持ち，見知らぬ人から，些細な失敗を嘲笑されたなら怒りの気持ち，同じ言葉が刺激となっても，心に浮かぶ感情は状況により，人によってさまざまです。さて，心の中に生まれた感情は，必ずしもすぐにそのまま表出されるわけではありません。ここでまた，周囲の状況や自分の立場を勘案して感情表出の方法や程度を調整します。感情を外に出す前にもう1度判断が働くのです。例えば，怒りが心に浮かんでも，相手が職場の上司で，あなたの仕事を評価する立場の人なら，少し遠慮して頭を下げておくでしょうし，相手が後輩で気安い人だったら，ストレートに怒りを表現するでしょう。ここまで来て，ようやく正常な感情表出が完成です。

　私たちは，同じ社会に暮らしているので，同じ状況で同じことを言われればその言葉の理解はだいたい似通っていますし，心中の感情を表出する際の判断もだいたい似ています。したがって，同じ社会で育った大人同士なら，だいたい，相手の感情を読むことができ，互いに了解しあえることが多いのです。ところが，認知症の患者さんは，時々，私たちが予想しなかった感情を表出することがあります。認知

症はまず，判断のもとになる状況の把握を困難にします．話のプロセス，ことの経緯を記憶できないと，1つの刺激的な言葉がどんなコンテクストで言われたのか分からなくなってしまうので，その言葉の，その時その場の意味を判断できません．そのために，周囲のことが理解できれば決して感じなかったような屈辱感や怒りが浮かびます．

　さらに，周囲の状況を正しく把握できないと，本来なら，我慢して抑制しなければいけない激しい感情をいきなり爆発させることも起こりえます．こうなると，周囲の人は，予想していなかった，激しい，しかも場違いな怒りに直面するので，「親父は，認知症になってから，なんだか急に怒り出すことがある．訳が分からなくて怖い」ということになります．さらに進行してくると，言葉の意味の理解ができなくなってくる，あるいは言葉で説明されることの意味が正しく理解できなくなるので，刺激に対する感情の反応が健康な人からは予測できない方向に向かいます．例えば，人に関する見当識の障害が進み，自分の家族の関係がわからなくなっていれば，息子さんが亡くなったという情報も強い悲しみを引き起こすことはなくなります．

　さらに，病気が進むと，そもそも，感情を心に浮かべるという精神の活動そのものが十分できなくなるので，喜びや悲しみなどを引き起こす刺激にもあまり反応を見せなくなります．こうして，周囲の人の目には，認知症の患者さんの感情表出がすべて奇異なもの，異質なものとして映ります．しかし，ここで説明した感情表出のプロセスを追ってみると，認知症の患者さんの思いがけない感情表出の意味を理解できることがあります．記憶障害，見当識障害，理解力・判断力の障害，実行機能障害等々の基本的認知機能の障害を評価して，患者さん

の目が，周囲の状況をどう把握しているかを考えることで，了解不能と思われた感情表出の意味が推測できるのです．

6) 性格変化

認知症は性格の変化をきたします．認知症の性格障害にはいくつかのパターンがあります．**図 2-2**（p58）を使って説明しましょう．アルツハイマー病では，DNAに規定されたその人らしさが少しずつ薄れていく方向（**図 2-2** Ⓓ）に，脳血管性の認知症では，重ねてきたオブラートが薄くなって，地が出てくるという方向（**図 2-2** Ⓐ, Ⓑ）に変化しやすいと考えられています．

性格，人格というものは，脳の特定の部位が担っているわけではなく，おそらく進化した大脳皮質から，もっと生理的な反応を司る原始的な脳幹部まで広い範囲の脳の機能の総体なのだろうと思います．そうだとすると，広い範囲の脳細胞が脱落し，神経回路そのものが消滅していくアルツハイマー病が進行すると，その人らしい性格特徴が薄れていくという変化は了解可能なものです．これとは別に，アルツハイマー病が始まった頃，うつ病と誤診されるような意欲低下や周囲に対する関心の低下が起こることがあります．能力低下に対する心理的な反応というより，これも脳の神経細胞の活性低下の結果引き起こされる一種の性格変化です．

一方，脳血管性認知症は，特定の細胞の死もさることながら，回路を形成する神経線維が障害されて，回路は残っているものの情報の処理速度や処理できる情報量が減ってくるという変化が大きな役割を占めるために，その人らしさは残るものの，それを統御するために身

につけてきた自制力など（それが**図2-2**のオブラートに当たります）が効率的に働かなくなると考えると，「地が出てくる」という性格変化も了解可能です。

　認知症に伴う性格変化で，もう一つ注意しておかなければならないのは，脳の特定部位の機能に関連した性格の変化です。その代表が前頭側頭型認知症に見られる性格変化です。この性格変化は，主として大脳前頭葉と呼ばれる部分の神経細胞が脱落することによって起こる，前頭葉症状と呼ばれる症状の一部です。脳の前頭葉という部分は人間の行動のコントロールに重要な役割を担う部分なのですが，ここが障害されると，言動に抑制を欠き，深刻味のうすい様子が目立つようになります。場合によっては軽犯罪のような社会的規範からの逸脱が起こることがあります。同様のことは，アルコールによって引き起こされるアルコール性の認知症でも見られることがあります。

7）失語・失行・失認

　さまざまな理由で言語機能に障害が生じることを失語，運動機能に麻痺等の障害はないのに，目的に適した動作ができないことを失行，視聴覚などの感覚器官に障害はないのに受け取った感覚刺激を正しく認識できないことを失認と呼びます。本来は，こうした機能を司る脳の局部が障害されたために，独立して起こる症状を指す医学用語で，認知症のように脳の機能が広汎に障害されている病態の一部として現れる場合には，純粋な失行，失認はあり得ませんし，例えば，衣類を正しく着ることができない着衣失行と呼ばれる症状がありますが，認知症の場合は，目の前に置かれた衣類がズボンなのか上着

なのかを正しく認識できているか，その衣類の着方を記憶しているか等々，着衣という行為の統御以前の問題が複雑です。したがって，失行，失認といった用語は認知症の日常臨床では敢えて使う必要がないだろうと思います。専門医からの紹介状等でこうした用語を目にした時は，そうした用語の正しい定義を覚えるより，具体的にその患者さんの場合，その用語が何を意味するのかを知っておく方が大事です。

　ここでは，認知症のケアの上で重要な言語の障害についてだけ，簡単に触れておきます。失語は，頭の中の言語は保たれているのに正しく話せない運動失語，発語には問題がないのに，言語の意味が混乱する意味失語等々，さまざまなタイプが知られており，運動失語におけるブロッカ領域，意味失語におけるウェルニッケ領域のようにこれらの障害の原因となる責任病巣が確立しているものもありますが，その他の複雑な失語は必ずしも責任病巣が明確になっているわけではありません。認知症のケアにおいて，脳血管性認知症の一部で，こうした失語の分類が役立つことがありますが，アルツハイマー病や多くの脳血管性認知症の場合，こうした脳の局在病変と失語の種類の間に明確な因果関係が想定できない場合の方がずっと多いのです。

　アルツハイマー病の場合，最初に起こる言語の問題は，言語流暢性の障害と呼ばれる症状です。文法は保たれており，相手の話も理解できているのですが，言葉，特に名詞が流暢に出てこなくなります。長谷川式の検査に，野菜の名前を思いつくまま挙げて下さいという問題がありますが，これは言語流暢性の検査をしているのです。言語流暢性の障害が起こると，コミュニケーションの効率が落ちるだけでなく，

自分の頭の中で物事を考えるスピードも落ちます。興奮したり緊張したりするとこの症状はさらにひどくなります。したがって，周囲の人はできるだけゆったりと会話し，相手が言葉に詰まっている時は，さりげなく援助をしてあげる（言いよどんでいる言葉を想像して言ってあげるなど）と，本人のストレスが減り，いらいらするのを防いだり，話をするのが面倒といった気持ちにならないよう援助することができます。

　アルツハイマー病が進行してくると，言葉を忘れてしまうために会話の内容がだんだん乏しくなっていきます。言葉は精神生活の反映でもありますから，精神活動の豊かさが失われれば話の内容も貧弱になり，同じ話の繰り返しが増えます。こうして少しずつ，発語が減り，文が単純になり，やがて主語と述語だけの単文になり，質問に対するイエス・ノーや要求する時の単語だけになり，最後には発語が無くなります。

　脳血管性認知症の場合は，血管障害の起こる場所によって，さまざまなタイプの失語，言語障害が起こります。言語は，声として表出されるもの，文として書かれるもの，頭の中で考えるもの等々，さまざまな場で働き，それぞれに違ったメカニズムで脳の制御を受けています。失語の分類より，十分な観察と記述により，目の前の患者さんが，言葉という精神活動の重要な道具をどのように使うことができ，どのような困難を持っているのかを観察する方が，臨床上はずっと重要です。

C. 中核症状が引き起こす生活上の困難とその対応

1. 認知症による生活上の困難とその対応の原則

　さて，認知症の中核症状についての理解をもとに，認知症のために生じる生活上の困難について考え，それらに対応する方法を考えていきましょう。認知症の中核障害に基づく生活上の障害を援助する場合の原則を**表 3-4** に整理しました。もっとも大事な原則は，できることを手伝ってしまうためにできなくなる心配をするより，失敗させて自信を失わせることを防ぐことに意を注ぐということです。自信を失って傷つく心配がなければ，たいていの人は，できることは家族に言われるまでもなく自分でするのです。ただし，できるはずだと本人が思っていることでも，実際にやってみると今までには考えられなかったくらい手間がかかり，しかも，手順が抜けたりするので仕上がりは芳しくありません。能力一杯のことは 1 人でしない方が安全です。

　援助の第一歩は適切な評価です。心理検査は重要ですが，被験者を傷つけない検査の施行は難しいものです。訓練を受けた専門家に任せるべきです。したがって，心理検査による評価はどこでもできること

表 3-4　日常行動の援助
- 原則：失敗して自信を失う事を避ける
- 前提：認知症があると，自分で有効な補助手段を活用できない
    - 例：有用なメモをとれない，メモを見ても思い出せない
- ではどうするか？：
    - 障害を助長しない環境を作る
    - 「周囲の人」こそ，最強の補助手段

ではありません。さらに，心理検査は精神活動を要素に分解して，個々の要素について分析評価するものですから，検査の結果だけでは不十分です。

　心理検査と並行して，日常生活に関する評価，何ができないのか，なぜできないのかを観察することです。「料理ができない」ではなく，材料の買い出しから調理，後かたづけまで，どこができてどこに手間取るのかをしっかりと見てみます。本来は，こうした観察結果と心理検査の結果を対照し，生活行為の障害を精神活動の要素と関連づけて考えることがもっとも望ましいのですが，心理検査の結果が得られない時は，生活状況の観察だけでも，援助の指針を作るには一定の効果があります。

　認知症における，生活行動の障害は，記憶障害や見当識障害だけが原因で起こるような単純なものではありません。これまで説明してきた理解・判断力の低下や実行機能の低下など複雑な精神機能の障害が絡み合って起こってきます。多くの場合，認知症の患者さんは，何かがおかしいということを自覚していますが，自分の能力の低下を客観的に分析し，残っている能力でこれを補うということが困難になっています。身体的なハンディキャップの場合，松葉杖や車いすの使用法を覚えることで，障害をある程度克服することが可能ですが，認知症の場合は，こうした複雑な能力の障害のために，自分の能力低下を補うための補助具を使いこなすことができないのです。例えば，アルツハイマー病の初めの頃，患者さんはたくさんのメモをします。自分の記憶に自信が無くなるからなのですが，アルツハイマー病の患者さんにとって，多くの場合，メモはあまり有効な記憶の補助手段にはなり

ません。認知症における記憶障害のメカニズム（図3-3（p82））のところで説明したとおり，アルツハイマー病の患者さんは，頭の中に新しい情報の痕跡が残らないので，メモのような手がかりを見ても全体を思い出すことができないのです（ただし，患者さんの中には，「必ずメモをします。メモをするから大丈夫です」という人が少なからずあります。多くの場合，それは強がりに過ぎないのですが）。したがって，認知症の生活行動の障害を克服するためには，周囲の人や環境を補助手段とするような工夫が必要なのです。つまり，周囲の人が，効率的で相手のプライドを傷つけない援助の方法を身につけること，家の環境を，認知症によって生じる記憶障害や見当識の障害を補うような構造に変えていくことが重要です。ここでは，具体的な問題点を例に取りながら，それらに対する効果的な介入について考えてみます。

2. 早期に自覚される行為障害

　アルツハイマー病のように潜在性に発症し，ゆっくりと進行してくる病気の場合，認知症の最初の症状が何であるかを判断することは困難です。多くの場合，周囲の人が物忘れや見当識の障害に気がつく頃，すなわち，こうした認知機能の低下が顕在化してくるよりずっと早く，おそらく5年以上前から患者さんはさまざまな兆候に気づいているのではないか，と私は思っています。

　表3-5（p105）を見て下さい。広い意味での実行機能の障害は，おそらく，記憶障害や見当識障害より先に患者自身によって自覚される困難です。特に，知的な職業をしていた人や高度な家事をこなしていた人ではこの障害が本人に与える影響が大きいようです。ひと言で言っ

表 3-5　認知症による生活上の支障（1）　　早期から自覚される行為障害

・計画を立て，適当に案配することが難しい．たとえば料理（実行機能障害）
　　－ 今まで難なくできていたことに手間が掛かる
　　－ できあがりが芳しくない
　　－ がっかりする，自信が無くなる
　　－ 外食，出前を取る，出来合を買ってくる
・しばしば，周囲がもの忘れに気づくより早い

てしまえば，変化に対する柔軟な対応ができなくなり，計画的に物事を進めることが上手にできなくなります．たとえば，夫と二人の食事の準備なら今まで通り難なくできるのに，正月に子供の家族が孫を連れて大勢集まるというようなイベントに対応できなくなります．今までは，1年に1回料理の腕を大いにふるい，孫たちに喜ばれる料理の腕が自慢だったおばあさんが，ある年から，御節はどこかの料亭に頼んだものですませようなどということになります．こういう時代ですから，御節を作らなくなったから認知症だということではありません．実際，家族も，歳をとって大勢の食事を準備するのが面倒になったのだろうと考えて気にとめません．でも，こういう時に少し注意してみると，おばあさんの料理の腕に変化が起こっていることに気づくことがあります．今まではメモなしでできた買い物に必ずメモを持って出かける，メモを持って出かけたのに買い落としがあって買い物が1回で済まない，おじいさんと二人の食卓に並ぶおかずのバラエティーが減り，器の数が減る，時々，何となく塩気が足りないような間が抜けた味がする……こういうことが重なる時期，本人は，今までのような料理をしようと一所懸命になりますが，なぜか上手にできません．はたで見ていると，料理をしながら何回も冷蔵庫の中身を確認したり，今までだ

ったら見もしなかったレシピーを脇に置いてチェックしていたり，今までとは違う様子に気づくかも知れません。今まで楽々とできていたことに時間がかかり，手間がかかり，疲労が強くなり，それなのにできばえは芳しくなくて，自信が無くなり，食卓の1つ1つの器に夫が手をつけるたびに，その表情に変化がないか気にしてのぞき込むようになり……そうして，だんだん，料理が面倒になっていきます。そういう時，お節句，クリスマス，お正月など，家族が集まるイベントがあると，「ああもう止めよう」という気分になってしまうのです。

　こうした時期に病気が始まったと気づける人はまずいません。本人が異常と気づいて病院に行ったとしても，うつ病と間違えられたり，歳をとれば当たり前だとまじめに取り合ってもらえなかったりします。認知症を疑われて検査を受けても，異常所見が得られないことも珍しくありません。それでも，もし，こういう症状を自覚したら，あるいは本人が感じているこうした困難を打ち明けられたら，「歳のせい」で片づけるのではなく，専門医の診察を受けるべきです。それが困難な時は，本人を励ますのではなく，本人と一緒に作業をして何が難しくなっているのかを観察する必要があります。こうすることで合理的な援助が可能になるからです。こうした対応は，この時期に正確な診断ができず，実はうつ病その他の病気であったり，単なる気分の変化の浮き沈みの表現に過ぎなかったとしても，悪影響を及ぼすことが少ないという意味でも合理的なものです。一般に，長年続けている個々の作業能力は十分保たれているので，近くにいる人が，患者さんに変わって段取り，案配をしてあげると共同で今までと変わらない仕事ができます。

3. 社会生活の円滑な遂行の障害

　主として本人が抱える困難は，やがて，外から見える形で顕在化してきます。この時期になると，障害は家庭生活の中に留まらず，社会生活上の障害も起こってきます。表3-6に示したように，化粧や衣類の選択が何となくしっくりしなくなって，場違いになってきたりルーズになってきます。記銘力の低下も明らかになってくるので，それまで長く親しんでいた活動でもうまく立ち振る舞えなくなり，会社に勤めていた人の場合は仕事の遂行が明らかに困難になります。仲間の会話について行けず，黙っていてはいけないと思って何か話し出すと，みんなが変な顔をする。実は，本人は気づいていないけれど，同じ話をもう何回も繰り返していたというようなエピソードが重なります。こうして，仕事，趣味，社交から遠ざかるようになります。もう1つ，この時期になると自動販売機，自動改札，バスの整理券，キャッシュディスペンサーなどの機械を上手に使えなくなります。場所に関する見当識も障害されてくるので，道に迷いやすくなり，地下鉄の乗り換えや地下道を通った移動が不安になってきます。こうして，外出の機会が減っていき，生活上の刺激が減っ

表3-6　認知症による生活上の支障（2）　社会生活上の支障

・化粧ができない，衣類の的確な選択ができない
　　→おしゃれだった人がだらしなくなる
・外出先でうまく振る舞えない
　　→仕事に行きたくない，趣味・社交から遠ざかる
・自動券売機，自動改札がうまく使えない，乗り換えが分からない
　　→公共交通機関が使えない→タクシーで外出→外出しない

て，病気のための認知機能低下に，社会的引きこもりによる廃用性の機能低下が重なってきます。

　こういう時期，患者さんは自分の能力低下を強く自覚しますが，それがなぜなのかは，はっきりわからない場合が多いようです。すでにご紹介したように，私の外来では，「バカになった」という言葉で，自分の障害を表現しようとする人が少なくありません。なぜ，いろいろなことができなくなっているのかを正しく認識できない場合でも，自分の頭が正常に機能していないということはしっかり認識しているのだと思います。この時期になると，専門の医療機関にかかれば，少なくとも認知症であるかどうかの診断はつきます。早期から薬物療法を開始することに加え，患者さんの社会性を保つための工夫が必要ですが，これが実は非常に難しいのです。介護保険サービスの多くはもっと進行して，「お世話」が必要になった人のためで，ちょっとした援助があれば社会的な活動も不可能ではない段階の人に適したサービスはありません。医療保険の治療では，認知症の早期の障害に対するリハビリテーションは診療報酬の請求ができません。しかも，こういう時期に認知症の患者さんが抱える障害はさまざまで，なかなか，グループで一緒にというわけにいきにくい点もあります。この時期の患者さんは，さまざまな詳しい神経心理学的検査に対応できるので，十分な評価をし，患者さんや家族の話から実生活上の困難を具体的に整理し，神経心理学的なデータとつきあわせて困難の原因を想定し，それを克服するためのアイディアを出し，実際に試してみるという試行錯誤を繰り返します。これまでもお話ししたとおり，認知症の患者さんは，一緒に考え出したアイディアを記憶して実践することが難しいので，

一緒に暮らす家族の有無がこの時期のリハビリテーションにも大きな影響を与えます。病院でのグループワークなどで家族介護者の代わりをする工夫も可能かも知れません。障害の進み具合が同じぐらいの患者さんのグループワークは，この時期の患者さんの不安や焦燥を緩和するためにも非常に重要です。

4. 日常生活動作の障害が出始める頃

表 3-7 は，さらに進行して基本的な日常生活動作にとまどいが生じる段階の困難を挙げています。この時期になると，家族の目にも認知症は明らかですが，いわゆる ADL に援助が必要とまでは考えられません。しかし，本人は基本的な生活動作に困難を感じており，かといって，手伝ってくれとも言えず，なんとか理由をつけて困難を回避しようとします。この段階になると，介護保険の対象にはなりますが，家族の目には，認知症専門のデイサービスでは気の毒，かといって，健常な高齢者のグループワークではついて行けないという微妙でやっかいな状態です。

表 3-7 認知症による生活上の支障（3）　日常生活動作に支障が出る

- 浴室でどうして良いか分からない
    → 介護されるのも嫌 → 「風呂が嫌いになった！」
- 排泄に手間取る
    → 失禁の不安＋トイレに行ったことを忘れる → 尿意頻回
- 適切な衣類を選べない，着方がでたらめ，着方が分からない
    → 同じものばかり着たがる
- 食卓全体に注意が払えない
    → おかずやみそ汁に手をつけず，ご飯だけ食べる

この時期，清潔好きだった人が風呂に入るのを嫌がるようになることがあります。風呂であることは認識しており，裸になって風呂場にはいるのですが，その先どうすればいいのかわからなくなります。昔のように，石けんと手ぬぐい1本，風呂のお湯で身体も頭も洗い，湯船に浸かって出てくればいいというなら良いのですが，現在のお風呂場にはシャワーがあり，お湯の出る水道があり，湯の温度を調節する機械があり，石けん，シャンプー，リンス，ボディシャンプー等々いろいろなものが置かれています。裸になってこれらの道具や薬品を目の前にするとどうしていいのかわからなくなり，困惑し，心細い思いをしたあげくに，頭はおろか，身体もろくに洗わず，バスタブに浸かって風呂から飛び出すということになり，次第に，そういうことが面倒になっていきます。そうなると，なんだかんだと理由を考えては入浴しないで済むようにしようとします。
　同じような頃，尿意が頻回になり，お手洗いが心配で外出しても落ち着かないといった状態になる人があります。老年期には，男性でも女性でも尿意が頻回になる器質的な要因はあるのですが，そうした泌尿器科的な問題はないのに，認知症がある程度進行した時期に頻回にトイレに行くようになる人がいます。こういう人の多くは自分の認知機能の低下を自覚しており，自分が呆けたのではないかと心配しています。「失禁」の二文字は，高齢者にとって非常に重いものです。まして，自分が呆けたのではないかと心配している人にとって，失禁は死刑の宣告のようなものです。だから，失禁しないように過度に心配をします。さらに，この時期には記銘力の障害が進行していますから，トイレに行ったことをすぐに忘れてしまいます。そのため，何回も何

回も，目が覚めている限り，トイレから解放されないというようなことが起こります。

　この他，衣類の選択ができず，着方もよくわからなくなります。そのため，なるべく着替えないで同じものを着続けようとする人が現れます。食事の食べ方が変化して，ご飯を食べ始めたらひたすらご飯ばかり，おかずを食べ始めたらそればかりといった食べ方が見られるようになります。注意を適当に分散できないので，1つのことが気になったらそればかりに注意を引かれますが，一旦，別のことに気を引かれると，記憶障害も相まって，それまでしていたことが全く意識から抜け落ちます。周囲の人が注意しないと，このぐらいの時期まで車の運転を続ける人がいますが，歩道の人に気を取られて，目の前の信号を無視したり，一方通行の表示に気づかなかったり，極端な時は高速道路を逆送するなどといった大事故に繋がりかねないトラブルが発生します。こういう時期には，本人のプライドを傷つけないようなさりげない援助が必要です。入浴介護を，と申し出ても断られますが，銭湯のような大きなお風呂に一緒に行けばさりげなく，援助ができます。衣類の選択や着脱についても，「手伝いましょうか？」と聞けば余計なお世話だといわれますから，むしろ積極的に手伝ってしまえばうまくいくこともあります。もっとも，「うまくいくこともある」のであって，必ずうまくいくわけではありません。この時期の支援は無理をせず，多少のことには目をつぶる覚悟がないとできません。ただし，車の運転については，免許更新時の運転技術がいくら優れていても，断固，止めてもらうようにしなければなりません。

5. 日常生活動作の障害が明らかになる時期の困難

いわゆる基本的な日常生活動作に直接の介助が必要になる時期です。具体的な介助のハウツーは，この本の主旨からはずれますし，筆者にそういうことを解説する能力も経験もないので他の専門書を参照して下さい。この時期の困難を**表 3-8** にまとめました。

認知症があるところまで進行すると，パジャマの上からシャツを着ようとしたり，トイレの後の衣類を整えられなくなります。食事についても，お箸の使い方がおぼつかなくなったり，食器をきちんと扱えなくなります。排泄，入浴についても介助しないとできなくなります。それでも，何をしようとしているのか，何を手伝ってもらっているのかを理解しているかどうかで，介護の困難さは格段に違います。本人が衣類を着る，あるいは脱ぐ，食事をする，風呂にはいる，排泄をする等々の行為をそれと認識していて上手にできないときは，互いの身体に負担のかからない方法，本人のプライドを傷つけない方法で援助することになります。介護者の身体の安全という視点は，直接の介助が必要となり始めた時期にはしばしば見落とされますが，重要ことです。介護者の安全がなければ介護される人の安全もあり得ないからです。

表 3-8 認知症による生活上の支障（4）　日常生活動作に指導，介護を要する

- 何をするのかは分かるが，どうすればいいか分からない
    - 上着の上にシャツを着る，ズボンを頭からかぶる
- 何をしているのか分からない
    - 脱衣所に連れてこられても風呂に入ることが分からない
- 状況が認識できない，言葉の指示が理解できない

さて，もう少し進行すれば，何をされているのかわからない人の援助をしなければならなくなります。たとえば，デイサービスなどで，入浴の介助をされているということがわからない人の介助を考えてみます。まだ明るい昼間，しっかり衣類を着ている何人もの人に囲まれ，自分だけ裸にされます。それから，浴室に案内され，身体を洗われ，頭を洗われ，浴槽につけられ……自分の身に置き換えてみればこれがどれほど不安で屈辱的なことかが推測できるでしょう。認知症が進行してくると，日常の会話はしっかりできているように見えても，言語の理解が不十分になります。見当識の障害は自分がなぜ，そこで，そうして（そうされて）いるかの理解を困難にします。こうした理解の障害は介護拒否の大きな原因の1つです。本人が何をされているのかを認識できるような対応，環境の工夫が必要です。対応の工夫には，この時期の重篤で，個々にプロフィールの異なった認知機能の低下をきちんと把握しておくことが前提になります。

6. 身体機能の障害と援助

　人間の身体の運動をコントロールしているのは脳です。認知症は，脳の細胞が死んでいく病気です。したがって，認知症は，早期からさまざまな身体機能を損ない，その障害は認知症の進行と並行して進んでいきます。アルツハイマー病のような脳全体の細胞が徐々に失われていく病気が引き起こす認知症では，ある時，急に麻痺等が起こることはありません。精神機能の低下と同じように運動機能の障害も徐々に進行して，やがて身体機能全般の統御ができなくなります。脳血管性認知症や前頭側頭型認知症のように，脳の一部から障害されていく

病気が原因となった認知症の場合は，必ずしも，この順番で障害されるわけではなく，脳梗塞が身体の運動を司る部位に起これば，認知症と麻痺などの運動機能障害が同時に起こることもあります。

　アルツハイマー病の場合，初めに起こるのは比較的後から獲得された繊細な運動です。たとえば達筆だった人が上手な文字を書けなくなる，楽器の演奏や絵を描くことなどが何となく以前のようにうまくできなくなります。やがて，もっと習慣化された細かい運動が上手にできなくなり，キャベツの千切りの幅が不揃いになったりしてきます。これと前後して，大きな筋肉を意図的に動かすことの障害がゆっくりと進行します。足をするように歩き，小さな歩幅で歩くようになります。身体のバランスも悪く，立ち上がったり座ったり，急に振り向いたり姿勢を変えたりすることが上手にできずに転倒のリスクが高くなります。

　認知症による運動機能の低下が起こると，転倒した時に自分の身体を防御する反応が鈍くなります。転んだ拍子に顔をかばうために手をつき，手首の骨を折るお年寄りは少なくないのですが，認知症が進行すると，手をつかずに顔から転ぶので手首の骨折はだんだん減っていきます。進行した認知症の患者さんの骨折で頻度が高いのは大腿骨頸部の骨折です。これは，進行したアルツハイマー病の患者さんが，自分の身体をかばえないで，よろけた時，そのままどすんと尻餅をついてしまうからです。目の前に手すりがあってもそれを掴もうとせず，身体の筋肉を反射的に緊張させることもなく，よろよろと尻餅をつくため，無防備のまま，加齢変化によって弱くなった骨に全体重がかかってしまうのです。四肢の屈筋の萎縮が始まるので体重が後ろにかか

りやすくなることも，尻餅をつきやすくなる原因の1つです。

　こうして次第に，歩けなくなり，椅子に座ったままになります。認知症のない高齢者なら，歩けなくなっても，車いすを自分で動かすことができるので大きなフラストレーションにはなりませんが，認知症が進行して歩行ができなくなり，車いすを使用する頃になると，車いすの動かし方を覚えるということができず，歩けないということを認識できずに立ち上がって歩こうとするので，一時期，介護者は目を離せなくなります。

　さらに進行すると座位を保つことが難しくなり，椅子の上で左右に傾いたり，椅子からずり落ちたりするようになります。車いすの上で腰を浮かせたり，姿勢を変えることができなくなるので，介護者が定期的にケアしないと臀部の一部に褥創ができたりします。

　さらに進行すると，こうした意図的に動かす筋肉の不具合に加えて，食物を嚥下したり咳をしたりといった私たちが半ば無意識に行っていることが上手にできなくなり，食事中にむせることが多くなります（表3-9）。前後して座位を保持することがいよいよ困難になり，寝た

表3-9　認知症による生活上の支障（5）　身体機能がうまく作動しない

・排泄
　　－トイレに座っても排尿，排便が出来ない
　　－力んでしまって括約筋が閉まる
・嚥下
　　－口の中の食物を飲み込めない
・姿勢の制御
　　－上手に立ったり座ったりできない
　　－転んだ時に身を守れない

きりになります。寝たきりで嚥下障害が起こるようになると認知症は終末期に入り，誤嚥性肺炎を繰り返すようになり，経管栄養を始めなければ早晩死に至ります。胃ろうの造設，経鼻カテーテルの挿入等の経管栄養をしても，脳の萎縮は続きますから，四肢を合目的的に動かすことができなくなりやがて関節が固縮して身体が動かなくなり，発語もなくなって，精神活動はほとんど見られなくなります。経管栄養を行っても，最終的には唾液の誤嚥等による肺炎が死因となることが多いようです。

D. 周辺症状の起こり方と対応

1. 精神症状，問題行動への対応の原則

　認知症の中核症状から引き起こされる周辺症状は，精神症状と呼ばれたり問題行動と呼ばれたりします。両者を厳密に区別することはなかなか難しいことですし，あまり意味もありません。問題行動という呼び方は，認知症の患者さん本人の都合を考えず，周囲の人の都合で問題だと考えるのだからけしからんと言う人もいます。しかし，認知症の患者さんを抱えている家族にとって，これらの行動があるから介護が困難になるのですし，患者さん本人も，さまざまな不適応を起こすのですから，問題は問題なのです。というわけで，ここでは抑うつや，幻覚・妄想など行動に表れず，本人が主観的に感じるだけの症状を精神症状，徘徊，暴力，興奮など，行動に現れて客観的に観察できる症状を問題行動と呼ぶことにして，それらの症状への対応の原則を考えます。さらに精神症状の代表的な例として妄想，問題行動の代表

的な例として徘徊を取り上げ，具体的な考え方をお話ししようと思います。

　さて，妄想とか徘徊とか書いてきましたが，認知症の周辺症状として表れる精神症状や問題行動へのアプローチの第一歩は，こうした介護業界の術語を使わないで自分の言葉で，目の前に起こっている事態を記載してみることから始まります。たとえば，患者さんの家族から，「徘徊が始まったようなのですがどうしたらいいでしょう？」と質問されたら，どう答えるでしょう。臨床経験が豊富な人であればあるほど，何とも答えられずに困惑するでしょう。そもそも，徘徊とは何か，と聞かれたら，医療や介護のプロだって困るのです。『術語』を使うなと書きましたが，そもそも，術語というのはそれぞれの学問分野でコミュニケーションを効率化するために厳密に定義された用語です。それに対して，徘徊という言葉は，少なくとも医学用語として定義されているわけではありませんし，おそらく，看護や介護の分野でも厳密な定義があるわけではないでしょう。つまり，『徘徊が始まった』というインフォメーションは，何を意味しているのか詳細が全く分からず，したがって，こういうインフォメーションから対応のヒントは出てこないのです。これを「先日，いつものように図書館に行った夫が，夕方帰宅しようとした時，偶然，昔なじみの友人に会い，喫茶店で1時間話し込んだらしいのですが，その帰り，暗くなってしまって道に迷い，いつもより3時間あまり遅く帰宅しました。本人は疲れ果てていて，どこを歩き回ったか覚えていないようでした」と言ってくだされば，これは，場所に関する見当識の障害を，周囲の風景で補っていたのに，思いがけぬ邂逅で帰宅が送れ，暗くなって風景が見にくくなっ

てしまったために道に迷ったのだ、ということが分かります。そうであるなら、明るいうちに帰途につくよう工夫すれば、この患者さんはまだ当分、慣れた場所なら十分一人で外出できるはずです。図書館の受付に事情を説明し、3時になったら帰宅するよう声をかけてもらう、という風にするだけで大丈夫です。家族介護者からの情報は、こうして家族の言葉で語られる方が、ずっと内容が豊かな情報になるのですが、専門家である私たちも、困った時は固定概念から離れて、目の前に起こっていることを自分の言葉でありのままに書いてみる、ということが大事です。その際、患者さんの目に映る外界というもの、あるいは患者さんにとっての自分自身というものがどういうものなのかを、常に意識する必要があります。そのためには、患者さんの診断、神経心理学的能力、身体の能力などの医学的な情報を含む、客観的な評価を常にチーム内で共有しておくことが重要ですが、同時に、ここの患者さんの人生史、人となりなどに関する情報も重要です。

　こうして、認知症の精神症状や問題行動を普通の言葉で記載し、そうして明らかになった目の前に起こっている事実を、それまでに得られた医学上の事実に個人的な文脈も加味して説明することで、対応の糸口が見えてきます。ただし、ここで重要なことは、図3-1（p77）にあるように、周辺症状を形成する要因は1つではないということです。脳の器質的要因によって必然的に生じる中核症状は、患者さんが外界を理解するための情報の認知を障害します。この歪んだ情報認知とそれによって生じる外界との軋轢が問題行動や精神症状の始まりです。したがって、このゆがんだ情報認知や外界とのストレスを何とか改善できればそもそも精神症状や問題行動は起こりません。

さらに，同じ中核症状，同じストレスを抱えても，人によって反応が異なることから明らかなように，精神症状や問題行動の形成には，個々人の素質というものが大きな作用をします。したがって，こうした個々人の資質に介入することができればこれも治療の一助となります。ここでいう個人の素質とは，第1章で説明したように，ストレスがかかると妄想的になりやすい人（図1-6 (p14)），抑うつ的になりやすい人（図1-4 (p9)），不安が高じて神経症のような症状を呈しやすい人（図1-8 (p18)）などの特徴のことです。これらは，第1章で示したように，向精神薬による治療の効果が期待できます。

　また，同じ人でも家にいる時には異食があったのに，施設に入居したらそういう症状は消えたとか，家では落ち着いていたのにショートステイで入居した老人ホームでは激しい夜間せん妄を来したというように，環境やその時々の心理状態によって症状の形成が変化することもあります。したがって，ストレスにならない環境作り，心理的な安定を図る働きかけも精神症状，問題行動への対応として重要です。

　精神症状，問題行動への対応は，できるだけ患者の負担にならない方法で行う方がよいのですが，副作用を伴う薬物療法でも，しなければならない時には躊躇してはいけません。

　いよいよ困ってから，「仕方がないから精神科医にでも相談しよう」ではなく，最初から医学的な視点を治療チームの中に得ておくことが重要です。薬物療法に踏み切るべきかどうか，というのがそもそも，非常に専門的な判断で，この辺は専門医に任せるべきところだと私は思います。

　最後に，精神症状，問題行動への対応に於いて重要な原則をもう一

つ付け加えます。それは，うまく処理できなくても焦らないことです。認知症の患者さんは薬物による副作用が出やすい場合がありますし，環境の改善や心理的支援といってもそうそう，こちらの思うとおりに奏功しないことの方が多いのです。だから，精神症状や問題行動などの周辺症状については，その解消を目的とするのではなく，あくまで，患者さんと家族が安全に苦痛なく生活できることを目的とし，症状が手に負えない時は，そういう症状や問題行動がある事を前提に，安全な生活環境の整備に心を砕く方が建設的です。

2. 妄想の理解と対応

　精神症状のうち，最も一般的なものの1つである妄想を例に挙げて，症状の理解，分析の仕方，対応の仕方を考えてみます。図3-1（p77）を見て下さい。ここでは，繰り返し，嫁が自分の財布を盗んだと言い出す，物盗られ妄想と，もう少し複雑で，嫁の一族が我が家の財産を盗んでいる，という被害妄想を例にして症状の成り立ちと対応を考えます。どちらも被害妄想といえば被害妄想，物盗られ妄想といえば物盗られ妄想です。これが，術語を使ってはいけないという前項の所以です。

　「母は，財布や通帳など大切なものを取り出しては，どこか別の場所に隠し，自分でそのことをすぐに忘れて，しばらくすると嫁が盗んだと言い出します。一緒に探すといつも，母の部屋の思いがけない場所から出てきます。私が見つけると，あなたが隠したから隠し場所が分かったのだと言われるので，私が見つけても，母が自分で見つけるようにし向けます」と話してくれれば，ああ，単純な物盗られ妄想だ

な，と判断がつきます。物盗られ妄想は，自分がどこかに大切に隠したことを忘れてしまうという中核症状の結果生じた事態を，これは，私がしまい忘れたのではなく，なくなってしまったのだというふうに，誤って認識することがそもそもの始まりです。この物盗られ妄想は，自立した生活をしたいと思っていた女性が，認知症のために，心ならずも嫁や娘の世話にならなければならなくなった時に起こりやすいと言われています。認知症による記憶障害が始まると，患者さんはなかなか，事態を正しく把握できません。物盗られ妄想を防ぐことができるとすれば，病気の非常に早い時期に診断をつけ，患者さんが治療者の援助を得て，病気の状況について認識を深めていくことですが，こういう対応は，物盗られ妄想が始まってしまってからでは手遅れです。さらに，娘や息子，嫁に迷惑をかけずに自立した老後を送りたかったのに，それが果たせず，自分の頭の中で起こっている変化への恐怖に怯え，子供たちのやっかいになっていることを認めがたいという心理的な状況は，決して病的なものではありません。したがって，こうした物盗られ妄想に対しては，積極的な治療法はなく，疑われている人を支援して，孤立させないというような対症療法に尽きます。

　これに対して，私が忘れたのではない，という思いが，単に嫁に盗まれたと疑うのではなく，お嫁さんの家族まで疑い，お嫁さんの家族が自分の財産を初めからねらって結婚したのではないかなどと妄想のストーリーが発展し，一旦，なくし物が出てきても，そういった疑いが揺るがずに継続するような場合は，症状の形成に，ストレスがかかった時に妄想的になりやすい素質が関与していると考えた方が理解しやすくなります。こういうのは被害妄想といいますが，被害妄想なら，

図 1-6（p14），1-7（p15）に示したように，抗精神病薬が奏功する可能性があります．さらに，単純な物盗られ妄想と異なり，こういう複雑な被害妄想がこじれると，暴力沙汰など，思いがけないトラブルが生じる可能性もありますから，早いうちに，精神医学的な介入をする必要があります．

3. 徘徊の理解と対応

表 3-10 に，「徘徊」と呼ばれる可能性があるいくつかのトラブルを列挙しました．本章 D-1 で説明した，昼間なら迷わない道で，夜間は迷ったという例は，(1) の「目的地は明確で合理的だが道に迷った」というジャンルです．この場合は，暗くなる前に帰宅するようにする，というのが対応ですが，認知症の患者さんの場合，その注意を忘れてしまう可能性があるので，図書館の受付に頼んで，帰宅を促してもらうという手続きが一つ必要になります．日中は間違えない自宅のトイレの場所を，夜に目覚めた時は分からなくて探し回るという場合も同様です．廊下に電気をつけておくだけで大丈夫だということもあるの

表 3-10　『徘徊』のいろいろ

(1) 目的地は合理的で明確なのに道に迷う
　　→地理的見当識の障害
(2) 不合理な目的地に向かって行く
　　→現実見当識の障害など
　　　（自分は誰でどこにいて，今がいつなのか，周囲の状況は……）
(3) 目的地を認識せず介護者とはぐれて歩き回る
(4) 常同的にひたすら歩く
(5) 他

ですが，自分で電気をつけようとしないので，あらかじめ，廊下の照明をつけっぱなしにするとか，人が出てきたら明るくなるセンサーをつける，施設だったら，廊下に出たら明るいトイレの照明が見えるというような工夫が有効です。

　表3-10 (2) は，何十年も前に亡くなった両親が待っているので，もう誰も住んでいない生まれ故郷の家に帰る，と言い張ったりする状態です。これは，もっと認知症が進行した時期に起こるか，夕方の覚醒水準が下がった頃に起こります。したがって，こういう事態では，どんな時刻に多いのかという観察が重要です。朝から晩までずっと同じことを言っているなら，覚醒水準の問題ではなく，見当識の重篤な障害のために現在の自分を認識できずに混乱しているために生じる症状だということになります。しかし，重篤な見当識障害があれば誰にでも同じことが起こるかというわけではないし，家にいる時は大丈夫だけれど，ショートステイでは1日中，帰る帰ると荷物をまとめて歩き回っている，など生活の場によって症状が変化することもあります。現在の居場所が安心できる場所であるという実感を持つことができればこういう症状はなくなる，という主張もありますが，それほど簡単なことではありません。「安心できる場」というのは，外的な環境の問題だけでなく，それぞれの心の中の問題でもあります。どんなに熱心に，暖かいケアをしても，認知症の症状が進んで，自分というものが不確かになっていく不安というものは消えることはないのですから，認知症の患者さんにとって，安心できる場を提供することは至難の業です。ですから，この場合も，うまくいかなくてもくよくよしないという気構えで，環境の整備に努めることです。

一方，朝方はしっかりしているのに，夕方になると「帰る，帰る」が始まる，という場合は，症状の形成に覚醒水準の低下という脳の器質的な脆弱さが関係しています。ここから先は，私の想像ですが，太古の昔，人間が自然の中で暮らしていたころ，暗くなる前に安全な場所に帰らなければならなかったので，夕暮れ近くになってくると活動性が下がり，帰巣本能が働き始めるようにDNAがプログラムされているのではないかと思うのです。低気圧が近づいて天気が崩れそうな時も同様です。人間は，社会生活の都合上，こうしたDNAの記憶を封印して生活していますが，認知症を起こすような脳の器質的な変化が起こると，人間が長い歴史の中で封印してきた生物としての古い記憶が目を覚ますのだと考えれば納得がいくのです。こんな推測はさておいて，夕方になると症状が出てくるのであれば，夕方の脳の状態を朝方に近づければ問題が解決する可能性があります。睡眠の項で説明したような工夫で，朝方の覚醒水準を一気に上げる工夫をすること，昼食後，午睡をして夕方の覚醒水準の低下を防ぐこと，デイケアなどのプログラムで，昼夜の生活リズムを作ることなどが有効である可能性があります。帰る，帰るが度を超して，家のドアを壊してでも出て行こうとする，というような事態になったら，これは覚醒水準の低下というよりせん妄に近いので，薬物療法を含む生物学的治療が必要です。

　表3-10（3）は，介護者と外出中に介護者とはぐれて迷子になるような場合です。配偶者が介護しているような場合，デパートの男女のトイレで入れ違いになるとか，買い物をしてレジで並んでいる時，後ろにいると思っていたのに，気がついたら姿が見えなかったなどとい

う事態は珍しくありません。こういう時，はぐれたらじっとしているのが一番見つけてもらいやすい，とか，すぐにデパートの店員に頼んで全館放送をしてもらうとかいう，失敗を挽回する手段をとれない，というのが認知症の実行機能障害の結果です。そのため，うろうろと歩き回るうち，どこではぐれたかも忘れ，ただただ歩き続けて力尽き，誰が見てもおかしい，という様子になって初めて保護されるということになります。したがって，こういう時期には，はぐれたら自分で有効な挽回手段を執ることは難しい，という前提で本人の行動を必要としない捜索方法をあらかじめ考えておく必要があります。

　表3-10 (4) は，目的もなく，常同行為のようにただただ歩き続けるというパターンです。若年発症のアルツハイマー病が進行した時，しばしば見受けます。こういうパターンの場合，制止されても振り切ろうとしますし，行く手を妨げるものがあれば壊してでも前に進もうとするので，本人にとっても，介護者にとっても危険な事態です。若年の認知症に多いというのも，介護を困難にする要因になっていて，患者さんが元気で体力があることが多いので，周囲の対応が大変になります。私が見ていた男性の若年発症型アルツハイマー病の患者さんで，裸足で歩き続け，病棟の床に割れた足の裏からにじんだ血液が点々と着いているような状況でも歩くことを止めようとしない人がありました。こういうパターンには，なかなか良い対応がありません。介護の本に出ているような，ついて行って気が済むまで歩いてもらうというような対応をすると，ついて歩く方が疲弊してしまうし，本人はますます強引に前に進もうとするので絶対にしてはいけません。一時的にでも施設介護を検討し，ある程度の広さのある空間を歩いてもらい，食事，入浴，

就寝などの時間だけでも休んでもらうような対応が必要です。

「徘徊」と言ってしまったらそこで終わる思考が，普通の言葉で，目の前に繰り広げられる状況を記述することで，さまざまに広がることがおわかりいただけたでしょうか。記述した事実がなぜ起こるのかを推測し，対応のしかたを考えるためには，その事実をできる限り多面的に理解することが重要です。生物学的な理解だけではだめですが，かといって，ひたすら心因論的に理解しようとするというのも不毛です。人間の行動や思考は非常に複雑なものです。そのための多職種チームなのですから，こういう時こそ，それぞれの専門性を生かして多面的な理解を深める必要があります。それによって，偏った思いこみを免れることができ，1つの方法がだめでも，また別の方法を試みるというような対応の選択肢も増えてきます。

E. 認知症の医療とケア

本書は，医学の解説書ではありませんから，詳しい診断や生物学的治療については触れません。この項では，根本的な治療法がないのに，なぜ医学的な診断が必要なのか，医学は認知症のケアにどのような関与ができるのかについて，簡単に触れておこうと思います。

1. 早期診断の重要さ

どんな病気でもそうですが，早期に診断をつけ，早期に治療を開始することは，認知症においても重要なことです。理由の第一は，早く診断すれば治る病気が少なくないということです。**表 3-2**（p74）に挙

げた治療可能な認知症の多くは，早期に介入すれば回復する可能性が高いのですが，治療が遅れると治癒が難しくなることも珍しくありません。

　第二の理由は，脳血管性認知症やアルツハイマー病など，治ることのない病気であったとしても，早期に診断がつけば自分で自分の病気を理解できるということです。私は，診断を理解できる患者さんには率直に事実を話すことにしています。いくら早期でも記憶や理解力は十全ではありませんから，検査の結果を素人でもわかるように説明し，診断について話をし，本人が抱える困難がなぜ起こっているのかを説明します。重要なことは，こういう作業を，その後の外来通院を通じて常に続けるということです。病気が進行していけば，患者さんや家族は新しい困難に直面します。そういう時，何が起こっているのかをこまめに説明し続けるのです。私が早期に診断した患者さんの多くは，かなり進行しても自分が病気だという認識を保っています。一方，進行してしまってからご家族が私の外来に患者さんを連れてきて，「先生は，アルツハイマー病でも病識があると言っているのだから，うちのおじいさんにもわからせてください」というような注文をされる方がありますが，こういうのは大抵うまくいきませんし，理解する能力がなくなっている人に，詳しい説明をしても気の毒なだけです。わかるうちに，わかってもらい，その後のケアに責任を持つ，ということが大事です。

　第三に，早期に診断がつくと，自分の将来，場合によっては認知症の症状が進んで介護が必要になった時のことまでも，自分で計画を立て，それを実行する方法があるということです。第4章で述べる後見

制度の利用がそれです。

　第四には、現在可能な薬物療法は、認知症を根治する、あるいは進行を止める薬ではなく、進行を遅くするだけなのですが、進行してから治療をするより、早い時期にスピードを遅くできればそれだけ、自立した時間を長くすることができるということになります。さらに、早期に診断を受けて、適切な心理療法的支援を受けると薬との相乗効果で、認知機能の進行がいっそう遅くなる可能性があること、進行したあとの混乱を未然に防ぐことができるために問題行動や精神症状発現のリスクが低くなる可能性もあります。

　もっとも、早期の診断は誤診の確率も高くなるので、早期であればあるほど厳密な検査が必要になります。また、認知症の場合、診断のための生物学的マーカーが確立していないので、身体の多くの病気と違って、早期には確定診断が難しいという問題もあります。したがって、早期の診断には、大学病院など、診断のための機械や人材が豊富な医療機関を選ぶ必要があります。

2. 生物学的治療

　抗認知症薬のお話は第1章B-5で述べました。認知症の薬物療法は、今後急速な展開が予測されますが、現状では、認知症そのものに対する薬物療法には根治的な効果は期待できず、限定的な効果しかあげることができません。

　認知症の周辺症状に対しては、抗精神病薬、抗うつ薬、抗不安薬、睡眠導入薬などの薬物が使われます。これら向精神薬は、時として、認知症症状に悪影響を与え、服薬によってかえって認知症症状が重く

なる場合もまれではありません。また，脳に器質的な障害があると，薬剤が直接脳に強い影響を与えることがあり，一般的には予測できなかったような副作用の出現を見ることもあります。精神症状や問題行動に対して向精神薬による治療を試みる必要がある時は，こうした薬剤の使用経験が豊富な精神科医の意見を求めるべきです。睡眠導入薬や抗不安薬は，精神医学とは関係のない分野でも比較的気軽に処方されることがあります。いくつもの医療機関から処方を受けているような場合は，重複の起こらぬよう薬剤管理が重要です。

3. 社会心理学的治療

　生物学的な治療効果が限定的なせいもあって，認知症の治療には，心理社会学的な治療方法が重要です。回想法，音楽療法，リアリティー・オリエンテーション法など，さまざまな方法が開発されていますが，これらは，互いに別の方法の技術と重複する要素が大きく，どの方法がよりすぐれているといった比較は困難です。効果の判定についても評価が難しく，高いエビデンスが確立された方法はありません。しかしながら，外来であれ，デイケア，病棟治療であれ，社会心理学的な治療方法が不要な場所はなく，コミュニケーションを豊かにする方法としてもいくつかの技術を正しく身につけておくことが重要です。

【参考文献】

　以下に紹介する本は私の親しい方々の本のなかでこれはと思うものです。この分野には，おびただしい参考文献があり，その多くは読ん

でいないので，他にも色々良書があるだろうと思います。

1) 痴呆を生きるということ：小澤勲著，岩波新書2003年：認知症という病気を抱えながら生きている人の視線から病気の本質を解き明かす，名著です。単なる知識を得るだけでなく，認知症という病気を病む人の理解と治療のためのフィロソフィーを教えてくれる必読の書です。

2) 痴呆老人から見た世界：小澤勲著，岩崎学術出版1998年：精神病理学の立場から認知症について語り，それでいて，病の生物学的様態をはずさない優れた書物です。十分理解するには多少精神医学的な予備知識を要しますが，1) を読んだ後で読めば分かりやすいでしょう。

3) 親のぼけに気づいたら：斎藤正彦著，文春新書，2005年：拙著です。医学的な予備知識なしに，認知症という病気を理解して頂けるようにというコンセプトで書いてあります。

4) 認知症が始まった？　アルツハイマー初期の人を支える：ダニエル・クーン著，三宅貴夫監訳，保科京子訳，クリエイツ・かもがわ，2006年：アルツハイマー病初期の患者さんの症状，感じ方，そういう人を支える方法などが書かれています。ソーシャルワーカーである著者の臨床経験に根ざしたわかりやすい記述で，訳も優れています。

5) 輝く命を抱きしめて：高橋幸夫著，NHK出版，2006年：エスポアール出雲クリニックの院長で「小山のおうち」というデイケアを運営する高橋先生の著書。認知症の患者さん自身の言葉を紡ぎ

ながら，ご自分の臨床について語った書物。認知症ケアのあり方について考えるヒントにあふれています。

6) 高齢者の心理療法　回想法：黒川由紀子著，誠信書房，2005年：回想法の概説及び実践の報告。豊富な自験例が，高齢者の心理療法のダイナミズムを伝えている。単なるハウツーでも学術書でもなく，精神的な意味を含めて臨床の助けになる書物です。

7) 老いのこころと向き合う音楽療法：北本福美著，音楽之友社，2002年：音楽療法のハウツーではなく，認知症を初めとする老年期患者さんの心理療法とは何かを教えてくれます。

8) 認知症になるとなぜ「不可解な行動」をとるのか：加藤伸司，河出書房新社，2005年：認知症の患者さんの行動障害を心理学の視点から解析し，対応のヒントを与えてくれます。

9) お年寄りと家族のためのソーシャルスキル：松田修著，サイエンス社，2004年：お年寄りとのコミュニケーションを一貫したテーマとしながら，具体的な介護の方法を神経心理学的な分析もふまえて解説しています。認知症介護に限定せず，お年寄りに関わるさまざまな職種の人にとって参考になる知見がたくさん紹介されています。

第4章 最後まで自分らしく生き抜くための援助

A. 自律と自立

　自らの行動を自ら意図し自ら律することを自律（オートノミー）と呼びます。これに対して、周囲からの干渉や援助を受けず、自律的に決定した意図に従って生きていくことを自立（インディペンデンス）と呼びます。自律と自立がそろって、初めて人間は自分の希望に添った生活を実現することができます。ところが、身体のハンディキャップはしばしば自立を脅かし、精神機能のハンディキャップは自律を損ないます。私たちの社会は、身体のハンディキャップによって自立を損なわれた人に対して、その自律が最大限実現するように援助することを当然のことだと考えています。駅や公共性の高い建物のバリアフリー化が進むのは、ハンディキャップをハンディキャップとしないような社会を作るためのハード面での工夫です。一方で、自律が不十分である人、たとえば精神疾患、発達障害、認知症などによって精神機能にハンディキャップを抱える人の場合はどうでしょう。これらの疾患は、自律を損ない、場合によっては自立も脅かします。こういうハンディキャップを克服するには、ハード面のみならず、ソフトの面で障害を補うようなバリアフリーが必要なのですが、自律が不十分な人の援助というのは、実は非常に難しいことです。

　私は以前、東京のある区役所に頼まれて、区のワーカーと一緒に、

1人暮らしの老人を都心のアパートに訪問したことがあります。この人は，古いアパートでひっそりと暮らしていましたが，最近，ゴミ出しの日を間違えたりやかんの空だきをするようになったということで，大家さんが区役所に相談に来たことから問題が明らかになりました。訪問してみると，室内は足の踏み場もないくらい散らかり，小さな台所のガス台にはすえた臭いのする鍋が置いてありました。どう考えても1人暮らしは無理，と思えたのですが，本人はヘルパーも嫌，施設入居も嫌，飢え死にしても最後まで1人で暮らしたいのだから放っておいてくれと言い張ってとりつく島もありません。こういう場合，本人の自律を尊重し，区役所という公権力は介入せず，1人で暮らしてもらうという考え方があります。こういう公権力の介入を個人が拒む権利を自由権と呼びます。これに対して，そうはいっても1人では自立して安全な生活を送ることができないのだし，本人は認知症等の病気で判断力が減退している可能性があるのだから，役所として，必要な保護はすべきであるという考え方もできます。これを社会権と呼びます。公権力の干渉を受けずにあくまで，本人の自律を尊重すべきだという自由権と，自立した生活を送ることが困難な人は，公権力から援助を受けることができるという社会権は，いずれも重要な基本的人権の構成要素ですが，このように，臨床の場では，しばしば緊張した関係になります。さらに，本人を説得して可能な限りの在宅サービスを動員し，在宅生活を支援するとして自由権と社会権の折り合いをつけたとしても，アパートの隣人は常に失火の心配をしなければならず，場合によっては財産権，生存権を脅かされることになります。失火の心配をしたアパートの他の住民が出て行ってしまえば，アパー

トの持ち主の収入が減ることになりますし，実際に燃えてしまえば大家さんは財産を失い，収入の源を失うことになり大家さんの財産権も脅かされることになります。

　理屈の上で，人権を守れというお題目を唱えることは簡単ですが，私たちが臨床の場で日々直面する人権問題は，複雑でみんなが納得する解決策を得るのは難しいことの方が多いような気がします。医療や福祉に従事する人は，しばしば，目の前にいる自分の患者さんの意思を尊重しようとするあまり，周囲の人のことを視野の外に押しやりがちです。しかしながら，人間は，たとえ1人暮らしであっても，周囲の人々と無関係に生きているわけではないし，本人も周囲の人々も現実の制約の中で生活しているわけですから，臨床家は理想論を振り回すのではなく，冷静に周囲の状況を勘案し，現実的な判断を下すよう努めなければなりません。現実の社会環境，家族関係を無視して机上の理想論を振り回しても，結局，無理から生じる歪みは最も弱いところ，すなわち，患者さんのところに集中することになります。医療であれ，福祉であれ，臨床家には高い志や理想と同時に，しっかりした現実感覚が必要です。

B. 高齢者の精神医療と法律の枠組み

1. 高齢者虐待の防止，高齢者の養護者に対する支援等に関する法律

　この法律は，平成17年に公布され，平成18年4月1日から施行されています。在宅で，あるいは施設内での高齢者虐待を発見し，行政が介入して虐待を受けている高齢者を保護するのみならず，虐待せざ

るを得ないところまで追い込まれた養護者を支援しようという法律です。この法律は，虐待を，身体的虐待，心理的虐待，性的虐待，介護放棄，経済的虐待に分類し，**表 4-1**，**4-2** のように在宅における虐待を発見した時，施設における虐待を発見した時の通報義務を定めています。

　この法律は，これまで法的枠組みがなかった高齢者虐待の領域に，通報制度，保護制度を導入したという点では画期的でしたが，罰則のない通報義務でどれだけの効果が上がるか，通報だけで，在宅，施設での虐待事例を早期に発見できるのか，あるいは，施設介護の救急対応が困難な現状の中で，どれだけ実効性のある保護を行えるのかとい

表 4-1　高齢者虐待防止法（05年11月1日）
　　　　(1) 養護者による虐待防止，支援

- 通報
    - 発見者には通報の努力義務
    - 生命身体に重大な影響がある場合は義務，ただし罰則なし
- 市区町村の対応
    - 立ち入り調査
    - 老人福祉法に基づく措置，法的後見等
    - 高齢者の保護と養護者の支援

表 4-2　高齢者虐待防止法（05年11月1日）
　　　　(2) 養介護施設従事者等による虐待の防止

- 通報：養介護施設従事者には原則として通報義務
    （生命，身体に危険がない場合を含む）
- 対応：老人福祉法，介護保険法に基づく行政の介入
    - 市区町村長
    - 知事

った課題が残ります。家族という構造の脆弱化と，介護，医療の企業化が進む我が国の社会で，高齢者虐待の問題は，今後拡大することはあっても縮小することがあるとはとても思えません。通報に頼るのではなく，個人情報，プライバシー保護との調和を図りつつ，閉ざされた家庭内，施設内へアウトリーチしていけるソーシャルワーク機能を育てないと問題への迅速で有効な対応は難しいでしょう。

2. 医療上の意思決定と代理の意思決定

　認知症に代表される老年期の精神医療では，初診の段階から，診察，検査，治療への同意能力が問題になります。早期診断，早期介入が重要なのは，あくまで本人を中心とした医療を行うためには本人の同意に基づく診療の開始が重要だからです。しかしながら，老年期に限らず，精神科の医療では，家庭や社会での不適応行動が顕在化してから，家族等が本人に詳細を伝えずに医療機関に連れて行くということがしばしば起こります。かかりつけの内科の先生に認知症の診断書を書いてもらって，介護保険サービスを長年利用していたが，認知症が進行していよいよ在宅生活が難しくなった，というような理由でケアマネジャーや施設の職員に外来に連れてこられる人もいます。素人の家族ならともかく，ケアマネージャーのような福祉の専門家でも，精神科の診断はやむを得ない事態になってからという姿勢の人がいるのです。こういう姿勢で，良い医療はできません。十分に納得がいかないうちに，なかば無理矢理つれてこられた病院で，医師に心を割って話をしようという気になるかどうか，自分の胸に手を当てて少し考えてみれば誰にでもわかることです。患者さん自身がいろいろな判断をする能

力があるうちに，患者さんの納得の上で，専門医を受診することがその後の予後を左右すると言っても言い過ぎではありません。

そうは言っても，認知症などの精神疾患は，患者さん自身の合理的な意思決定を困難にすることがしばしばあります。そういう場合，現実的には家族の同意を本人の同意に代えますが，本当は，治療内容に関わる意思決定に際し，家族による代理同意には法的根拠がありません。それどころか，家庭裁判所が任命した法的後見人であっても，入院，受診の代理決定はできても，治療内容に関する同意権はないというのが，現在（平成19年7月）までの法務省の見解なのです。家族による代理同意には，さらに，いくつかの問題があります。

第一に，医師が家族同意に頼ると，家族のいない単身の高齢者が，代理に同意する家族がいれば受けられたはずの医療を受けられない可能性が小さくないということです。

第二には，家族の利害は，患者さん自身の利害とかならずしも一致しないということです。高齢の患者さんの場合，亡くなれば相続が発生します。従って，家族といえども，利害関係人なのです。

自己決定が困難な認知症等の患者さんの医療同意は，法律的にはかくも不安定な状況の中で行われるのだということを忘れないでください。表4-3は，私が考えている，現時点での医療行為に対する意思決

表4-3　医療上の意志決定に関する臨床的な対応

- 治療開始時から，患者の生き方，価値観を知ることができるような関わりを続ける
- 追い込まれる前に，認知症の経過について十分な説明をして心の準備を促す
- 家族の意向を十分聞く
- 医療，看護，介護の立場からあるべき医療について積極的な提案をする

定のあり方に関する原則です。ここでも，早期診断，早期治療によって初めて実現される患者さんや家族と医療従事者との信頼関係が大事です。さらに，法的な根拠の明確でない医療を行わなければならない医師を孤立させないために，その他の医療，福祉の専門職を中心とするケアチームが機能することも重要です。決定的な意思決定をしなければならないような局面に追い込まれる前に，患者さんや家族と理解し合う機会を重ね，各職種間で意思疎通を図っておけば，いざというとき，法的な規定の有無によらず，自信を持って判断できます。ひと言付け加えると，私は，代理同意の権限を定めた法律がないから同意書にサインするななどと言っている訳ではありません。そんなことを言っていると，治療の時機を逸することも珍しくないのですから，自分以外に同意すべき人がいないなら，同意書にサインすべきです。

3. 精神保健福祉法と精神科医療

　精神保健福祉法は，精神科の医療をうける場合の手続きと処遇に関する法律です。精神科では，高齢者に限らず，本人の同意による医療が困難な場合があらかじめ想定されるので，その際の意思決定と，それによって生じうる人権侵害へのセーフガードが法律として整備されているのです。認知症の患者さんを長期に処遇する療養病床には，一般病床として登録されている病床と精神科病床として登録されている病床があり，両者は機能的には大きな違いがありません。精神科の指定を受けている療養病床に入院する場合，一般の精神病床に入院する場合と同様に，精神保健福祉法による手続きが必要になります。本来，精神科指定病床ではなくても，患者さんが自分の意思で出入りできな

いような施設に入院，入所させる場合には，法的な手続きが必要なのですが，先に述べたインフォームドコンセントの代理と同様，我が国の法律では，認知症の高齢者が自分の意思によらぬ入院，入所をする際の法手続が欠落しているのです。

　一般の認知症患者さんの場合，精神保健福祉法による入院手続きは，任意入院と医療保護入院にわかれます。任意入院は，本人の同意に基づく入院ですから，開放的処遇を原則とし，本人の退院要求があった時は，医療上の必要がない限り退院させなければなりません。つまり，本人の意思に沿った入退院が可能な程度の判断力を持っている場合です。医療保護入院は，本人に同意能力がない場合の入院で，精神保健指定医という資格を持った専門医と，保護者の同意で決定されます。保護者は，家族がなる場合が多いのですが，患者が成人の場合，配偶者以外が保護者となるには家庭裁判所の選任審判が必要です。家族が居なかったり，家族の中に保護者の役割をはたす能力のある人がいないような場合，居住する市区町村長の同意で入院することになります。保護者は，入退院の決定の他，本人の治療と保護のために病院と協力しますが，厳密に言うと，インフォームドコンセントの権限を持っているわけではありません。しかしながら，認知症医療の場合，他に同意権のある人がいないわけですから，実質的には，重要な意思決定の代行に従事することになります。

　精神保健福祉法は，また，入院中の患者さんの人権を擁護するために，さまざまな規定をしています。特に，患者さんの身体拘束や個室隔離などがみだりに行われないよう，精神保健指定医の判断，頻回な診察や看護観察などを義務づけています。また，患者さんが入院決定

や入院後の処遇に不満な場合は，直接監督官庁に審査を要求する方法を保証していますが，認知症の患者さんの場合，法的な手続きが保証されていても，それを行使できない場合が多いので，医療，福祉の関係者には一般の精神病床以上に人権に対する十分な配慮が要求されます。多くの患者さんが自分で抗議する能力を持たないことに鑑みて，現行の法律にそこまでの規定はありませんが，認知症の患者さんをケアする施設では第三者による定期的な視察などが考慮されるべきだと思います。

4. 福祉上の意思決定と代理の意思決定

　自己決定の能力を欠く高齢者について，代理の意思決定に関する法的規定を欠いているのは，医療ばかりではありません。福祉の分野の意思決定の代行についても同様です。介護保険が始まる以前，福祉サービスの多くは，本人の申請に基づき，行政措置として行われていました。当時，本人の申請というのは名ばかりで，家族が，意思疎通の能力がほとんど無いような，進行した認知症の高齢者の名前で，特別養護老人ホームへの入居申請をし，行政もそれを承知で入居措置を決定していました。それでも，行政措置時代の介護サービスは，大部分が公的なセクターによって提供されており，サービスの質をコントロールすることも比較的容易でしたから，こういうことが大きな問題にならずに済んできました。ところが，平成12年に介護保険制度が始まり，介護サービスプロバイダーの中に株式会社などの営利企業が加わり，介護サービスは個人とサービスプロバイダーの間の契約によって提供されるようになりました。そうなると，サービス利用者個人の側

の契約能力が当然問題となります。平成13年には早速，この問題が露呈するような事件が起こりました。ショートステイ中の事故による骨折を，介護上の不手際であるとして施設を訴えようとした家族が，裁判所から門前払いにされたという事件です。家族は，ショートステイ入居の際，認知症の高齢者の名前で契約を代行しました。ところが，法律的には，成年後見人の選任を受けていない限り，家族には契約の代理権はないし，損害賠償の訴訟代理権もない，というのが裁判所の判断です。家族にしてみれば，ショートステイの契約を自分が代行して料金を支払う時は何の注意もせず，事故の責任を問おうとしたら，とたんに法的権限の有無を云々されるのは納得がいかないことだったでしょう。厳密に言えば，介護保険の申請からサービス利用契約に至るまで，本人に決定する能力がない場合，成年後見人の審判を受けていない家族には契約の代理権がないのです。ところが，後で述べるように，成年後見制度は基本的には財産を守るための制度ですから，介護保険を利用するためにわざわざ審判を請求する人はほとんどいません。制度が，実態に即応できないのです。

　介護保険の制度と前後して発足した地域福祉権利擁護事業は，サービスを必要としているのに，サービス利用に関する十分な決定能力がない人が，社会福祉協議会と契約を結んで，介護保険の申請やサービス利用を援助してもらうという制度です。この制度は平成19年度から，日常生活自立支援事業と名前を変えて行われることになっています。**表4-4**に日常生活自立支援事業の概略を示しました。この場合も，少なくとも社会福祉協議会と援助の契約を結ぶという意思決定をする契約能力が必要なので，認知症が進行してしまったら利用が困難なので

表4-4 日常生活自立支援事業（地域福祉権利擁護事業）

・原則として本人の意思による契約によって，社会福祉協議会が援助する
　　－ 介護サービスの利用契約
　　－ 通帳，印鑑などを預かってもらう
　　－ 日常生活における金銭管理の援助
・社会福祉協議会と契約する能力が必要
・費用は安いが大きな財産の管理，保護は不可

表4-5 福祉サービス利用契約の指針

・信頼できる家族がいるなら臨機応変に
　　－ 認知症の患者は一人では生きていけない
　　－ 「人権」を守ることが最終目的ではない
・信頼できる家族がいない場合は，慎重に
　　－ 日常生活自立支援事業（地域福祉権利擁護事業）
　　－ 成年後見制度
・高額なサービスを利用する場合は成年後見制度を積極的に勧める

すが，廉価でサービスの利用援助をしてもらえるだけでなく，日常的な金銭管理や，通帳，実印などの保管サービスも受けられます。

　表4-5に，現状で自己決定の能力が不十分な高齢者に福祉サービスを提供する場合の指針を示しました。全ての場合に家庭裁判所による成年後見人選任を求めるわけにもいかないので，現実的には，信頼できる家族がいるなら臨機応変に考えるべきだと思います。先に挙げた訴訟の例などは，結局，訴訟になるところまでこじれたところが一番の問題で，実際の状況を細かく検証すれば，法律以前のトラブルがあるのだろうと思います。医療の場合と同様，サービス提供者と家族の間の信頼関係を培っておくことが大事です。しかし，そうは言っても必ずしも信頼できる家族がいるとは限りませんし，家族間に利害の対

立があって誰に代理決定を求めればいいか判断に困る場合もあります。そういう場合は，家族に依頼して成年後見人の選任をし，代理権を持つ成年後見人と契約を結ぶ方が安全です。家族間に係争がある場合，家庭裁判所は，家族以外の第三者を成年後見人に指定することもあります。なお，成年後見人といえども，憲法が定める基本的人権の一つである居所決定や移動の自由を制限する権限はありません。つまり，介護保険の養護施設にせよ有料老人ホームにせよ，施設への入居契約はできますが，施設から本人が自由に外出したり転出したりすることを禁じることは，厳密には成年後見人の代理権が及ばないところです。外出を制限しなければ本人の安全が図れないような施設への入所については，本来であれば，精神保健福祉法に準ずる法手続が必要なのですが，この点についても，我が国には何の法的規制もありません。したがって，医療や福祉の専門職が，こうした決定に関与するときは，本人にとって制限や不自由を最小限にする方法で，介護が継続できるように十分配慮する必要があります。

5. 財産の保護と成年後見制度

　ここまですでに何回か話が出てきた成年後見制度は，従来の禁治産制度，準禁治産制度を利用者本位の制度とするために改められた制度です。介護保険と時を同じくして平成12年4月から効力を発しました。成年後見制度には，家庭裁判所の審判によって決定される公的後見制度と，任意の契約に基づく任意後見制度があります。

1) 公的後見制度

公的後見制度は後見類型，保佐類型，補助類型に分類されます。**表4-6**に三類型の概要を示しました。公的後見人等（後見人，保佐人，補助人を総称します）が与えられる権限は，同意権・取り消し権と，代理権に大別され，これらの権限と同時に，身上配慮義務という義務

表4-6 補助・保佐・後見の制度の概要

		補助開始の審判	保佐開始の審判	後見開始の審判
要件	＜対象者＞（判断能力）	精神上の障害（認知症・知的障害・精神障害等）により自己の財産の管理・処分をするために援助を要することがある	精神上の障害により自己の財産の管理・処分をするために常に援助を要する	精神上の障害により自己の財産の管理・処分をすることができない
開始の手続	申立権者	本人，配偶者，四親等内の親族，検察官等 任意後見受任者，任意後見人，任意後見監督人 市区町村長	補助に同じ	補助に同じ
	本人の同意	必　要	不　要	不　要
同意権・取消権	付与の対象	申立ての範囲内で家庭裁判所が定める「特定の法律行為」	民法12条1項各号所定の行為	日常生活に関する行為以外の行為
	付与の手続	補助開始の審判＋同意権付与の審判	保佐開始の審判	後見開始の審判
	本人の同意	必　要	不　要	不　要
代理権	付与の対象	申立ての範囲内で家庭裁判所が定める「特定の法律行為」	同　左	財産に関するすべての法律行為
	付与の手続	補助開始の審判＋代理権付与の審判	保佐開始の審判＋代理権付与の審判	後見開始の審判
	本人の同意	必　要	必　要	不　要
義務	身上配慮義務	本人の心身の状態および生活の状況に配慮する義務	同　左	同　左

　　　本人の同意を要する事柄

が生じます。同意権・取り消し権というのは、本人がした重要な契約に同意したり取り消したりする権限ですが、逆に言うと、同意権・取り消し権を持っている人が同意しなければ重要な契約はできないということです。例えば一人暮らしのお年寄りが、自宅を担保にして、他の人の借金の保証人になるという契約をしても、同意権・取り消し権を持った人がだめだと言えばその契約は成立しないのです。従って、一人暮らしはできるけれど、財産の管理がおぼつかないとか、日常の買い物は一人でできるけれど、自宅改修の押しつけセールスを断れないとかいった時に、高齢者の財産を守るという目的で重要な権限です。一方、代理権というのは、本人に代わって、契約を結ぶ権限です。認知症がひどくなって介護が必要になった時、本人に代わって契約し、本人の口座から料金を支払うというようなことをします。身上配慮義務というのは、財産の管理だけでなく、本人が安全に生活できるよう気を配り、必要な手続きをする義務です。実際に、直接の介護をする義務ではありませんから、介護保険のサービスを契約し、手配するところまでです。

　公的後見制度の三類型は、能力の障害の程度によって決まります。後見類型は、自分では日常的な買い物もままならないほど重篤な障害、保佐類型は、日常の買い物は大丈夫だけれど、重要な財産行為をする時は、必ず誰かの援助が必要な程度の障害、補助類型は、重要な財産行為でも自分でできる場合もあれば、援助を必要とすることもあるという程度という目安があります。重要な財産行為というのは、借金、贈与、相続、自宅の新・改築など多額のお金がかかる行為を指します。具体的には民法12条1項に列挙されています。各類型ごとに、成年後

見人等の権限も異なります。いずれも，申請権者が家庭裁判所に審判を請求することによって審理が始まり，裁判所が，診断書や鑑定書にしるされた医師の意見を参考にしつつ，事情を調査した上で，誰を成年後見人等に選任し，どんな範囲の権限を与えるかを決定します。補助については，申請そのものにも，本人の同意を必要とします。

2）任意後見制度

任意後見契約とは，精神上の障害によって，判断能力が不十分な状況における自己の生活，療養看護及び財産管理に関する事務の一部ないし全部を委任し，代理権を与える契約で，実際に能力が低下し，家庭裁判所によって任意後見人監督人が選任された時点から任意後見人が権限を持つようになるという特約をつけたものをいいます。委任される行為は自分で決めればよいのですが，法律行為に限られます。公的後見制度における後見人等が家庭裁判所によって選任されるのに対して，任意後見制度は，本人の意思によって任意後見人を選任し，代理権等の詳細も本人の意思によって決めることができるのが特徴です。たとえば，単身の高齢者が，将来，認知症等によって自分の財産の管理運用ができないような事態になった場合に備え，信頼できる個人または法人に，あらかじめ資産管理を含む法的代理権を委ね，自分の資産を活用して自分があらかじめ指示しておいた方針で介護が受けられるように手配してもらう契約をし，その代理権が発効するのは，実際に自分の精神機能が低下し，家庭裁判所が任意後見監督人を選任した時点からであるという特約をつけるのです。これによって，自分が判断力を失った後，任意後見人が自分との契約を守って代理権を行使し

表 4-7　経済行為に関する援助の実際

- 資産規模が小さい・何とか契約能力を保っている
　　　　　：日常生活自立支援事業（地域福祉権利擁護事業）
- 資産があって能力がない
  - 後見：日常の買い物もできない
  - 保佐：重大な財産行為はできない
  - 補助：重大な財産行為に援助を要することがある
- 資産があって，将来に備えたい・能力はまだ保たれている
  - 任意後見制度

ているかどうかを監督してもらうことができます。

3）経済行為に関する援助の実際

表 4-7は資産の規模や本人の能力によって，どのような制度を使えば経済行為の安全を図れるかを整理したものです。成年後見制度は法律的には整った制度ですが，他人に成年後見人等を依頼すると費用負担が大きくなります。それなりの資産がないと，利用しにくい制度ですし，利用する意味もありません。そういう場合は，日常生活自立支援事業の方が利用しやすいだろうと思います。制度を利用する際は，専門家のアドバイスが必要です。日常生活自立支援事業については，市区町村役所，各地の社会福祉協議会，成年後見制度については，市区町村役所，家庭裁判所，弁護士会，司法書士会などに照会すると詳しい資料を得ることができ，アドバイスももらえます。

6. 成年後見制度利用における診断書，鑑定書について

公的後見制度を申請する場合，申請時に精神機能に関する診断書，

実際の審判が始まると，後見類型，保佐類型の場合，原則として医師による鑑定書が必要になります。平成12年度に新しい成年後見制度が発足してから，診断書，鑑定書作成の手引きも作られ，様式も決められて，医師としては格段に書きやすくなりましたが，それでも重要な書類なので，十分な検査や問診をした上でないと書くことができない書類です。診断書といっても一般の診断書とは異なり，精神疾患のために精神機能に障害があることを証明し，障害の程度を明らかにしなければなりません。従って，成年後見に関する診断書，鑑定書の作成は医師にとっては負担の大きいものです。特に困るのは，それまで全く知らなかった人に関する診断や鑑定を求められる場合です。家族と本人の関係も分かりませんし，本人の能力の評価にも手間がかかります。したがって，こうした依頼はできる限りかかりつけの医師に依頼すべきです。かかりつけ医が内科医などで精神医学的な評価に不慣れだと，断られたり，不適切な内容になったりします。この場合も，後見人等をつけなければならなくなってからあわてて専門医を捜すのではなく，将来に備えて，早い時期から専門医の診断，評価を受けておくと手続きがスムーズに進みます。

【参考文献】

1)「老いじたく」成年後見制度と遺言：中山二基子著，文春新書，2005年：成年後見や遺言の問題について，事例に則してわかりやすく解説されています。法律的な基礎知識がほとんど無くても十分理解できます。

2) わかりやすい新成年後見制度（有斐閣リブレ 39）：小林昭彦，大鷹一郎編，有斐閣，1999 年：何しろ，立法担当者による解説ですから間違いはありません。が，素人が読むには難しくて退屈です。大部ではないし，安価で調べものをするには重要な資料です。

おわりに

　この本は，私が，25年以上にわたる臨床医としての経験の中で，私の仲間である治療チームのメンバーのために話したり，書いたりしてきたことの一部です。通読できる文章を心がけたために，文章の厳密さにかける恨みがないではありません。私の思いこみで，十分なエビデンスがないこともたくさん書いてあります。レビューとしての信頼性を欠いています。しかし，精神科医の長年の相棒である臨床心理を初め，看護，介護，作業療法，理学療法，レクリエーションなどの専門家，ボランティアとして高齢者支援をしていらっしゃる方々，行政やソーシャルワークの領域で高齢者に関わる仕事をしていらっしゃる方々が，精神科医と話をする時の基礎的なオリエンテーションとしては十分な情報を埋め込んだつもりです。さらに，どこまで達成されたかは心許ないところですが，認知症を初めとする老年期の精神疾患の患者さんとつきあう時，自分でコミュニケーションの方法を考えたり，援助の方法を工夫するための手がかり，考え方，ものの見方を伝えたいという思いも，この書物を書いた大きな動機でありました。目の前に起こっている出来事を自分の言葉で記述し，分析し，理解することができれば，解決の手がかりは自ずと見えてくるはずです。さらにいうなら，それだけ考え，やってみてもだめな時は，じたばたしないで諦めるという判断をすることだって，臨床家としては重要なことです。この本が，高齢者ケアチームの中のコミュニケーションを改善し，チームの能力向上に貢献できたらとても嬉しいと思います。

臨床家が相手にしているのは人間です。病気ではありません。自然科学が進歩して，病気を完全に理解することができる日が来ても，たぶん，病気になった人を理解することは難しいでしょう。私はいつも思うのです。受容とか，共感とか言った軽薄な言葉で，重篤な精神の病気になった人やその家族の悲しみ，嘆きをわかった風に言うのはよそう。死を目前にした人に，同情がましいことを言うのはよそう。でもできることなら，わかりたいという思いを伝えたい。拒否されても怒られても，私たちの力を必要とするかも知れない時のために，あなたのそばにいるということを知らせたいと。この本は，そういう私の思いを共有してくれる私の仲間たちのための本です。

　この本は，1991年に，新興医学出版社の服部秀夫社長に教科書を書くようにというお話を頂いた時から，延々，16年をかけてできあがった本です。この間，何度も企画を変え，書きかけで古くなった膨大な原稿を幾度となく捨て，結局は，この1年で書き上げたものです。服部社長は，この間，絶えず私を叱咤激励してくださいました。この本ができあがったのは，もっぱら，服部社長の熱意のおかげです。心から御礼を申し上げます。

索 引

〔欧文〕

BPSD ……………………………78
SNRI……………………………12
SSRI……………………………12

〔あ〕

アルツハイマー病 ………21, 24, 70, 72
アルツハイマー病治療薬 ……………24
アルツハイマー病の患者さんの記憶障
　害のメカニズム ……………………84
意識障害 ………………26, 27, 29, 52
意識の明るさ …………………………53
意識の内容 ……………………………53
医師による鑑定書 ………………148
意味失語 ……………………………100
医療上の意思決定と代理の意思決定
　………………………………………136
医療保護入院 ………………………139
衣類の選択 …………………………111
インフォームドコンセント ………139
うつ状態 ……………………………9, 36
うつ病 …………………………………36
うつ病性仮性認知症 …………………38
運動失語 ……………………………100
エイズ …………………………………73
塩酸ドネペジル（アリセプト）……25

〔か〕

回路のモデル …………………………2

加齢に伴う性格変化 …………………57
感情障害 ………………………………36
感情表出のメカニズム ………………95
記憶力の障害 …………………………79
器質因子 ………………………………32
客観的な老化現象 ……………………62
客観的老化 ……………………………63
強迫性障害 ……………………………18
車の運転 ……………………………111
クロイツフェルド・ヤコブ病 ………73
経管栄養 ……………………………116
激越うつ病 ……………………………38
幻覚に対する薬物療法 ………………49
幻覚妄想状態 …………………………13
幻覚・妄想の治療と対応 ……………43
言語流暢性の障害 …………………100
検索・想起 ……………………………81
幻視 ……………………………………42
現実見当識（リアリティー・オリエン
　テーション）………………………87
幻聴 ……………………………………42
見当識の障害 …………………………85
抗うつ薬 …………………10, 40, 66
抗けいれん薬 …………………………20
後見類型 ……………………………144
抗精神病薬 ……………14, 28, 48, 122
公的後見制度 ………………………144
抗認知症薬 ……………………………23
抗不安薬 …………………19, 20, 29

興奮系と抑制系のモデル ……………4
高齢者虐待の防止，高齢者の養護者に
　　対する支援等に関する法律 ……134
誤嚥性肺炎 ……………………………116
昏睡状態 …………………………………27

〔さ〕

罪業妄想 …………………………………39
財産権 ……………………………133, 134
財産の保護と成年後見制度 …………143
錯覚 ………………………………………42
三環系抗うつ薬 …………………………10
3-3-9度方式 ………………………………53
時間に関する見当識 ……………………85
実行機能障害 ………………91, 92, 104
失語・失行・失認 ………………………99
嫉妬妄想 …………………………………42
シナプスのモデル ………………………5
社会権 …………………………………133
社会生活上の障害 ……………………107
社会的な老化 ……………………………61
自由権 …………………………………133
周辺症状 …………………………………78
主観的な老化 ……………………………62
主観的老化 ………………………………63
食事の食べ方 …………………………111
職種エゴ …………………………………44
自立（インディペンデンス）………132
自律（オートノミー）………………132
人格障害 …………………………………60
心気妄想 …………………………………43
神経遮断薬 ………………………………15
神経症状態 ………………………………17

神経症性障害 ……………………………50
神経伝達物質 ……………………………5
身体機能の障害 ………………………113
身体表現性障害 …………………………18
心理・環境因子 …………………………32
心理社会学的な治療方法 ……………129
睡眠障害の治療 …………………………66
睡眠導入薬 …………………………20, 66
ストレス関連障害 ………………………18
性格障害 …………………………………60
精神症状や問題行動 ………78, 116, 117
精神病薬 …………………………………48
精神保健福祉法 ………………………138
精神療法 …………………………………40
生存権 …………………………………133
成年後見制度 …………………………143
生物学的老化 ……………………………60
生物時計 …………………………………65
前頭・側頭型認知症 ……………………72
前頭・側頭型認知症に見られる性格変化
　………………………………………99
せん妄 ……………………26, 27, 52, 54
せん妄の治療 ……………………………28
早期診断の重要さ ……………………126
即時記銘 …………………………………80
素質因子 …………………………………32

〔た〕

体感幻覚 …………………………………42
体感幻覚を伴う被害妄想 ………………42
体感幻覚を伴う妄想 ……………………42
大腿骨頸部の骨折 ……………………114
短期記憶 …………………………………80

地域福祉権利擁護事業 ……………141
中核症状 ……………………77, 79
長期記憶 ………………………80
治療可能な認知症 ……………73, 74
治療の可能性がある認知症 …………74
通電療法 ………………………40

〔な〕

日常行動の援助 ………………102
日常生活自立支援事業 ……………141
日常生活動作の障害 …………109, 112
日本コーマスケールJCS ……………53
尿意が頻回 ……………………110
任意後見契約 …………………146
任意後見制度 …………………146
任意後見人監督人 ………………146
任意入院 ………………………139
認知症 ………………21, 70, 73
認知症による生活上の困難 ………102
認知症による理解・判断力低下 ……90
認知症の記憶障害 ………………81
認知症の原因となる病気 …………72
認知症の性格障害 ………………98
認知症の定義 …………………72
認知症の薬物療法 ………………128
認知症の予防 …………………74
脳血管性認知症 ……………22, 70, 73
脳の老化 ………………………35

〔は〕

パーキンソン症状 ………………16
徘徊 ……………………………122
梅毒 ……………………………73

廃用性の機能低下 ………………108
場所に関する見当識 ………………86
被害妄想 ………………………42, 120
ピック病 ………………………73
非定型抗精神病薬 ………………16
被毒妄想 ………………………42
人に関する見当識 ………………87
病的な不安 ……………………17
貧困妄想 ………………………39
不安 ……………………………18
不安障害 ………………………18
不安と抑うつの混合状態 …………50
福祉上の意思決定と代理の意思決定
………………………………140
ブラックボックス ………………63
風呂 ……………………………110
変性疾患 ………………………72
ベンゾジアゼピン ………………20
保佐類型 ………………………144
補助類型 ………………………144
ホメオスターシス ………………33

〔ま〕

メジャートランキライザー …………14
妄想に対する薬物療法の可否 ………48
物盗られ妄想 …………………120

〔や〕

夜間せん妄 ……………………55

〔ら〕

理解・判断力の低下 ………………88
レビー小体病 …………………72

「老化現象」に対する，心理的な構え
　　………………………………61
老化による器質因 ……………34
老年期性格障害への対応 ……63
老年期に発症した神経症性障害の対応
　　………………………………51
老年期の幻覚・妄想症状 ……………41
老年期の不眠 ……………………65
老年期のうつ病治療 ………………39

編著者紹介

斎藤 正彦（さいとう まさひこ）　医師，医学博士（東京大学）

　東京大学医学部医学科卒業。東京大学医学部付属病院精神神経科にて研修の後，東京都立松沢病院精神科医員，東京大学医学部精神医学教室講師，慶成会老年学研究所代表，よみうりランド慶友病院副院長等を経て，2006年10月より翠会和光病院院長。

　主著に，臨床精神医学講座（12）「精神医学と法」（編著）中山書店，臨床精神医学講座（s.5）「精神医療におけるチームアプローチ」（編著）中山書店，「今日の老年期痴呆治療」（共著）金剛出版，「新老年学」（共著）東大出版会，「痴呆介護の100箇条」ワールドプランニング，「Caring for the Elderly in Japan and the U.S.」（共著）Routledge，「親のボケに気づいたら」文芸春秋社，等

© 2007

第1版発行　2007年10月13日

（定価はカバーに表示してあります）

チームアプローチのための
老年期精神医学

検印省略	

著　著　　斎藤　正彦
発行者　　服部　秀夫
発行所　　株式会社 新興医学出版社
〒113-0033　東京都文京区本郷6丁目26番8号
電話　03（3816）2853　　FAX　03（3816）2895

印刷　株式会社 藤美社　　ISBN978-4-88002-496-7　　郵便振替　00120-8-191625

- 本書の複製権・翻訳権・譲渡権・公衆送信権（送信可能化権を含む）は株式会社新興医学出版社が所有します。
- [JCLS]〈(株)日本著作出版権管理システム委託出版物〉
本書の無断複写は著作権法上での例外を除き禁じられています。複写される場合は，その都度事前に(株)日本著作出版権管理システム（電話 03-3817-5670，FAX 03-3815-8199）の許諾を得てください。